老年という海をゆく

看取り医の回想とこれから

大井 玄

みすず書房

老年という海をゆく　目次

老年という海をゆく——看取り医の回想とこれから

6

海図のない海

老年期を歩むのは、海図のない海を行くのに似ている。

半世紀以上も前、舳先をそろえるようにして出航したのに、やがて別々に進路を変えて進むことになった。なぎの海、波頭が白く砕ける荒海を進み、赤い夕日が沈んだり、きらめく日輪が上るのをくり返し見ているうちに、かつての僚船が難破したり、沈没したりしたとの報がポツリポツリと届く。

気が付けば、自分の船もいつの間にか帆は破れ、マストにひびが入り、船底に浸水し、進路を確かめるのに必要な星座を観測する目もおぼろになる。暗礁が多いのに頼るべき海図はない。漠とした不安が意識の底にある。

とは言え、今日の太陽は輝かしく、大空にそびえたつ雲は雄大で、紺青の海は穏やかである。イルカの群れが舷側で飛び跳ね遊んでいる。手すりに羽休めにとまっている青灰白色の鳥たちは、つぶらな目でこちらを観ており、怖れる気配もない。島も近いのだろう。微風の運ぶ潮の香りが鼻腔から胸腔に、そして全身に沁みるようで、恍惚感を誘う。

世界は美しい。

*

認知症病棟に入っている人たちは、今朝穏やかである。

デイルームとして使われる明るいホールには、中央にいくつか並ぶテーブルについている人たち、壁際のテレビをソファに寛ぎながら見る人、さらにナース・ステーションのわきに置かれたソファに寝転がっている人もいる。

かつて辛口のスポーツ評論家として知られたAさんもその一人だが、アルツハイマー型認知症にともなう怒りっぽさと、もの盗られ妄想を主とする被害妄想を和らげるため入院した。昨日の看護日誌にはつぎのような連絡事項があった。「Aさんが朝食を拒否されたら、今日は講演がありませんと勧めてください。講演される日は召し上がらないのです」。彼が評論活動をやめてから五、六年になる。

笑顔で彼の前に座り、若い頃彼のファンだった自分には、その元気な姿を見ると胸が躍るのだと挨拶すると、パッと顔を輝かせた。意気込んで話しはじめたが、ろれつが回らず聞き取りにくい。数年前から三回意識消失する脳梗塞発作があり、発語が不明瞭で話の内容がわからない。高校時代、彼だけが表彰された時の晴れがましい状景らしい。歩行もままならず、便のコントロールができなくなった辛い現在、輝かしい過去に戻り、それを語る快感は、想像以上のものがあるだろう。話に相槌を打ち、褒めそやすことが、彼の紡ぎ住む「意味の世界」に入る手続きである。

「意味の世界」は、その人にとり誇りある、一番不安の少ない世界であり、心理状態だ。物事を認知する力と短期記憶が極端に衰えた人では、数分前自分が置いた財布の場所を忘れるばかりか、目の前にある財布を見ても認知できなくなる。自分の財布が見つからない場合、他者が持って行ったと思うのは、その誇りを保ち、不安を最小化する、もっとも合理的な脳のしくみである。

入院数週間で急死し、スタッフを驚かせたBさんは、鹿児島出身の有能なビジネスマンであり、教養のある人だった。詩や随筆を書き雑誌や地方新聞に載ったりしていた。

七〇歳を過ぎたころから、もの忘れ、意欲の低下が現れはじめ、車の運転ができなくなった。奥さんと二人暮らしだったが、彼女が大腸がんで入院すると、彼の症状も進行し、よく転ぶようになり、食事の飲み込みが難しくなり、おまけに目の動きがなくなってしまった。進行性核上麻痺というあまり聞かない診断名がつけられたが、これは高校時代の同級生だったTが患い、誤嚥で死んだ病気だ。

Tは中世日本の歴史家として知られた。最初転ぶようになり、半年もたたずに歩けなくなった。車いすに乗り、わたしに会いに来たが、治ることのない病であるのを承知しており、これでお前に挨拶した、というのが最後に聞いた彼のことばだった。

初回会ったとき、Ｂさんは床にマットレスを敷いて、横臥していたが、こちらを見ると壁に背もたれるように座りなおした。礼儀正しい人である。ただ眼球の動きがまったくなく、瞳孔がピンホールのように固定し、前を向いたままなので、頭を下げて挨拶するときでも、ロボットのような印象を与える。言葉は声が割れていて聞き取りにくい。答えが返るのに普通の何倍かの時間がかかる。外見からは認知能力の低下が大きいように見えるが、知力テストでは軽度の認知障害があるだけであった。

わたしは、鹿児島との県境に近い熊本県水俣市で、有機水銀の腎臓毒性を調べた時期があった。西郷隆盛のもとで西南戦役に従事し、田原坂で敗れて故郷に帰り、腹を切った祖父と、それを見守った当時一九歳の祖母を持つ、九五歳の男性を看取ったこともあった。Ｂさんの喋る話はわかりづらいが、こちらの話はよくわかる。そういう鹿児島とのかかわりを述べたあと、薩摩の男ならだれもが知る歌を歌った。

雨は降る降る　人馬は進む　越すに越されぬ田原坂
右手に血刀　左手に手綱　馬上豊かな　美少年

彼はそれに合わせようと声を出すが、調子は外れている。顔はロボットのようで表情は変わらない。

わたしが部屋を辞するとき、彼は不自由な体で起き上がり、転びそうになりながらも、左手で壁に身を支え、入り口まで見送りにきた。大きくお辞儀したのでバランスを崩して転びはしないかと危惧した。

二週間後、彼の部屋を訪ねるため看護記録を読むと、ふらつきがつよく歩行が不安定で、四つ這い移動をしているとのことだった。夜間の不眠もあった。

部屋に入ると、彼が顔を輝かすのがわかった。安楽椅子に座っていたのに、滑り降りて床のマットレスに座りなおした。私もマットレスの端に腰を下ろした。ことばは相変わらずはっきりせず、聞きづらい。食欲、便通、睡眠、身体の痛みなどについて質問したあと、先年物故した原田正純の話をした。水俣病研究から水俣学を築いた原田さんは、鹿児島大学医学部出身で知己が広く、Bさんも知っていた。

つぎの週、彼とあうのを楽しみに病棟を訪れると、彼は前日亡くなったと記録されていた。予期しない急な別れだった。

認知症高齢者に親しみを覚えるのは、ひとつには、こちらが自分の認知能力低下の進行を感ずるからだろう。老いの坂を下るのは必然としても、彼らはこちらより早足で下って行く。近未来の自分であるかのように、彼らと付き合う。

認知能力低下に伴う中核的情動は不安である。そこにあるはずのものがなく、ないはずのものがあるということを日々経験する。今日の会合を来月の日に書き違え、電話の問い合わせが来たりする。外界からの刺激を感受できなくなるのはまだしも、身体の内部感覚が衰え、いつの間にか下着が汚れていたりする。カフカ的不条理の世界に住む不安は耐えがたい。

怒っている時には、この不安を感じない。誰かが自分の財布を持って行ったと他者を責める時も、この不安を経験しないで済む。易怒性も、被害妄想も、不安から逃れる心理的しくみと考えることは可能だ。そういう解釈であるならば、認知症高齢者に対する態度も自ずから決まってくる。それは不安を最小にするような態度である。

不安は、自分の置かれた世界とのつながりが切れたと感ずる時、生じる。ことばのわからぬ文化の地域で道に迷った状況を想像するがよい。

それは意識と無意識の両方のレベルで体験されているように見える。なぜなら、外界からの刺激、つまり環境情報は、ほとんどが無意識により処理され、意識に上る情報は信じがたいほど少ないからだ。

認知症、特にアルツハイマー型認知症が老耄のひとつの表現であるとすれば、加齢が不可逆的に進行するように、認知能力の低下を効果的に防ぐことは不可能だろう。しかし認知症高齢者の不安を軽減するのは可能である。

一九八六年からアメリカで続けられているナン・スタディ（尼僧研究）では、七〇〇人近い修道女の老化を多角的に研究した結果が『１００歳の美しい脳』[1]として報告されている。それによれば、脳のアルツハイマー病変がステージⅤからⅥと最も重度であったシスターたちの三〇％は、認知症と周囲に認められていなかった。

一九七〇年代後半、琉球大学精神科の医師たちは、沖縄県佐敷村の高齢者七〇八人すべての調査を行なった。その四％には、はっきりした認知症に相当する能力低下があったが、うつ状態や、妄想・幻覚など、周りの人を驚かす周辺症状はまったくなかった[2]。当時、東京都の在宅高齢者のやはり四％は認知能力の病的低下があった。沖縄と対照的なのは、その半数に周辺症状があり、四分の一は夜間せん妄があったことである[3][4]。

以上二つの事例は、不安なく日々の生活を送ることのできるコミュニティでは、脳のアルツハイマー病変がはなはだしくても、認知能力低下が重度であっても、周りの人たちに溶け込んで、周辺症状が現れないし、認知症と見なされない可能性があるのを示唆する。

安心して高齢者が生活できる環境をつくることは、何十億、何百億円の費用をかけて認知能力を回復させる薬を開発するよりも、むしろ現実的な戦略であろう。

＊

昨年から野鳥観察を始めた。

わたしが住むマンションの裏には、北沢川緑道が北西から南東に続き、数百メートル先の地点で西から東に走る烏山川緑道と合流して目黒川緑道となり、さらに東に進むと、池尻大橋で、目黒川自体が暗渠から姿を現す。

緑道を飾る桜などの樹木は野鳥の集まるところでもある。近所には駒場野公園、駒場公園、三宿神社など緑も多い。

世田谷区を流れる北沢川と烏山川は、かつて田や畑に農業用水を供給していた。

北沢川について言うと、昭和初期には田畑の間を縫う牧歌的雰囲気の川だったらしい。昭和八年に護岸工事を行なうが、戦後都市化が進み生活排水が流入し水質悪化が進むとともに、大雨のときには洪水が発生しやすくなった。このため昭和四〇年代に下水道幹線として暗渠化し、五三年以降緑道をその上に造り、平成になってから「ふれあいの水辺」としてせせらぎを造成した。そこにはコサギやカルガモが来るが、いちばん喜んだのはザリガニを取る人間の子どもやその親たちだろう。「川に入るな」という貼札が所々にあるが、彼らは、突然、字が読めなくなるらしい。

木の葉の散った冬の間、スズメ、カラス、ハトを除けば、ヒヨドリとムクドリがいちばん目につく存在だった。年の暮れ近くまでしぶとく枝についている渋柿にはメジロも盛んにやってきて、崩れた実をついばんでいた。白梅の蜜も好物だった。

桜の花の季節になり、ついで若葉が出始める頃には、葉陰に隠れて鳥の姿が消え、鳴き声に気を取られるようになる。上空を飛翔する鳥影に敏感になると同時に、それまで地上の事物だけが感覚の対象だったのが、三次元の空間に神経が届くようになり、つながる世界が広くなる。午後三時過ぎの白昼なのに空に淡く浮かぶ三日月の、海と称される丸い黒い模様を双眼鏡で見たりする。

都市の狭いスペースで、人と野鳥がどのように共生するのか。

下北沢のとある診療所の玄関の、縦長の照明灯のてっぺんにツバメが巣をつくっていた。そこは、人が出入りするばかりか、張り出した屋根の下になっているので、雨風から守られ、カラスに襲われることもないだろう。だがツバメがどこで雛を育てる充分な量の餌を取ってくるのか。

一週間後、意外というべきか、やはりというべきか、巣はきれいに撤去されていた。カラスよりも、風雨よりも、餌の少なさよりも、寛容さを失ったヒトの方が恐ろしい。

四月初め、緑道沿いですぐ近所にある桜の大樹の天辺近くの梢に、巣が造られていた。カラスの巣にしては小ぶりだし、枯れ木ばかりが材料に使われていると思ったが、その後、双眼鏡で青い針金製ハンガーが用いられているのを見つけた。カラス以外にハンガーのような重い材料を運べる緑道の野鳥はいない。

五月半ば、昼ごろに巣のある樹に近づくと、ハシボソカラスが一羽隣家の屋根に飛び出してきて、カーカーとこちらを威嚇するように啼いた。雛が育っているはずである。いつものように双眼鏡観察するために立ち止らず、樹の下を抜けでると、カラスは二羽になって、電線につかまり啼く。威嚇行動に違いなかった。

二日後同じ場所に行くと、巣が見えない。世田谷区公園管理事務所に電話すると、やはり、威嚇行為について苦情が出、巣を撤去したのだった。雛については報告がないという。

つぎの日の夕方近く同じ場所に行くと、巣のあった樹の上空をカラスが二羽旋回している。一羽がテレビのアンテナにとまり啼くと、もう一羽はそばの電柱に止まり、二羽でしきりにカーカー啼く。また飛び立って樹の周りを旋回する。十五分以上その場を離れないのだった。

一方、同じ時期、国道二四六号線の三宿のバス停横の樹に張り紙があった。カラスの巣を毎年撤去してきたが、懲りないでまた営巣したので、今年は様子を見ることにした云々。

幹線道路はつねに騒音にあふれている。カラスの威嚇の声など周囲の騒音にかき消され気にならないのか。それとも、通り過ぎ行く人たちは、住民より寛容であるのか。

渋谷のハチ公わきの交差点は通行人が多いことでは日本一だろう。先日そこで信号が変わるのを待っていたら、電線に止まって見下ろしているハシブトカラスがひらりと降りてきて何かをくわえてまた電線に戻り、獲物を呑みこんだ。さらに上空には二羽のカラスが飛んでいた。

幹線道路の巣で育ったカラスは、騒音や人間に慣れているだろう。盛り場の飲食店からでる残飯は膨大だ。ホームレスはそれを食べる。カラスがさらにそのおこぼれを食べるのは、自然生態系の理にかなうのではないか。

かくて人間の蝟集する交差点をわが庭と見なし、交差点の上空を独占して日々を暮らす。ビバ、カラス！

（1）デヴィッド・スノウドン『１００歳の美しい脳――アルツハイマー病解明に手をさしのべた修道女たち』藤井留美訳、ＤＨＣ、二〇〇四年。

（2）真喜屋浩「沖縄の一農村における老人の精神疾患に関する疫学的研究」、『慶応医学』55: 503-512, 1978.

（3）東京都「昭和48年度老人生活実態および健康に関する報告書」東京都民生局総務部企画課、一九七五年。

（4）東京都「昭和55年度東京都における在宅ぼけ老人の社会精神医学的実態」東京都老人総合研究所精神医学研究室、一九八一年。

歩く愉しさ

大学の教養課程時代のクラス会にでると、かつての同級生から老年病や終末期医療について意見を求められるようになった。彼らのいちばんの心配は認知症になることだ。

年を取ると、若い時にもっていたいろいろな知能、記憶力ばかりでなく物事を分析したり、創造したりする能力が衰える。高齢者は、およそ能力を失う一方なのか、と尋ねたのは工学部に進んだ男だった。

こちらの返答は、失う能力もあるが、獲得する知恵もある、一概に老年は失うばかりではない、というものである。

確かに加齢により、生存競争に必要な能力は衰えよう。鋭敏な感覚、確かな記憶、徹夜しても疲れを感じない体力、未知の領域に乗り出す勇気、これらはすべて他者と競争するのに必要な能力である。

アメリカ合衆国では、八〇歳代後半になると三分の一、九〇歳代後半では過半数が認知症だと推定されている。彼らは競争能力をまったく失い、もはや独立した生活を営むのは難しい。もし競争原理を特に重視する社会で、この展望が目の前に広がるなら、老年期はお先真っ暗で、考えるのも恐ろしい人生の段階だろう。

新大陸への植民がはじまって以来、アメリカ人の生存戦略意識、つまり基本的倫理意識は、独立自尊であり、競争により富を獲得し、地位を得ることを当然視してきた。敗者復活の機会はあるものの、独立した生存のみを重視する傾向は、老年という必然の衰えに対する対応を個人と社会の双方のレベルで軽視してきた。

フェミニスト運動で有名なベティ・フリーダンが二〇世紀末『老いの泉』で描いた同国の高齢者、特に白人男性の状況は、競争を生存戦略指針とする人たちの恐怖と絶望を感じさせる。

六五歳以上の高齢者は、アメリカ総人口の十一％だが、自殺者の二五％を占める。男性対女性の自殺率は青年期では三対一だが、六五歳以上では十対一になる。白人男性の自殺率は非白人の約三倍である。その主要原因は、喪失感に由来する老年期うつ病だという。

フリーダンは老人ホームに対して「徹底した恐れと偏見を持っている」のを自認しているが、それも当然と思わせる状況がある。老人ホームに入居する割合は、七五歳から八四歳で三六％、八五歳から九四歳で六〇％に増える。

一九八六年に死亡した六五歳以上の高齢者の四〇％近くは、老人ホームで息を引き取ったと推測される。びっくりさせられるのは、そのうち四分の一が入所一か月以内、半分以上が六か月以内に死亡していることだ。[1]

この状態は今でも続いている。二〇〇四年に発表されたニューヨーク州の老人ホームの約一六〇〇人についての別の調査報告では、入所時評価で六か月以内に死亡すると思われた人は一%だったのに、実際には七一%が死亡している。入居者はすべて認知症高齢者である。[2]

日本の特別養護老人ホームに入所する人たちもほぼ全員が認知症高齢者であるのにかかわらず、入所してから死亡退所までの期間は平均四年半で、これは、ずっと変わっていない。介護の質が、まったくと言っていいほど、違うことが示唆される。日本で見られる介護の優しさは、アメリカでは期待できない。この社会では、独立独歩できなくなったとき、野生の動物がそうであるように、死はそこにあると言ってよい。彼らにとって老人ホームは、心情的に、自由を奪われた牢獄に等しい。自由をふたたび得るためには生から死へ移る以外には方法がない。

しかし、独立独歩の生活だけが大切だと思い込んでいる人ばかりではない。どの社会においても、齢とともに感じ方、考え方が変わっていく人が多数派である。加齢に伴う適応と言ってよい。

「生存の満足度」は、現在の自分が生きている状態に、どのくらい満足しているかの、全般的で主観的な自己評価だ。これはいずれの国でも加齢とともに上昇する。

青年時代の望みがそのままかなえられることは、どの社会でも少ないだろう。にもかかわらず、二〇歳になってからはじめて加齢とともに満足する度合いが高くなるのは、齢とともに適応する知でに説いている。

恵がつくからであろう。それは、「少欲知足」の知恵である。満足の度合いは、現実に獲得するものを、欲望の大きさで割ったものであると論じた研究者がいたが、そんな自明なことは、古人がすでに説いている。

わたしたちは、生きることと生かされることを、同時に営む存在である。それらの働きが均衡していて初めて、生きるという現象が可能になる。人生の後半に入り、加齢とともに生かされる部分が大きくなり、生きる力は減っていく。

この「無常」の事実は頭で考えるまでもなく、身体全体で感じている。見る、聞く、動く、食べる、記憶する、すべての生理的働きが衰えるのだ。しかしわたしたちの社会通念は、盛んに生きることにのみ目を向け、老年の衰えを考えるのを忌避する。

無常を無常として、そのまま受け容れるならば、それまで見えていなかった世界が現れる。だからこそ、「生存の満足度」が年とともに上昇するのである。それは、生・老・病のそれぞれの段階で心と身体とのバランスを取るうえで必要な悟りと言えるかもしれない。自分が受ける小さな取り分や善意に、感謝し、満足する意識である。いのちは、何時かバトンタッチされねばならない。

そしてそれは、看取り医が見る、大往生の途上にある人の世界でもある。

*

老人施設の入居者には歩くのに苦労する人が多い。歩行器を愛用する人、杖をつく人、不安定にすり足で数センチずつ歩くので、こちらが手を貸そうとすると払いのける独立心の強い人もいる。いずれにせよ膝関節炎、腰痛、大たい骨骨折など骨格関節系の疾患を患う人が多い。逆にすたすた健脚に歩く人は場所の見当識を失っていたりする。一人で外出するとたちまち徘徊老人になるので、介護職員や家族がエスコートして散歩していただく。

つまり、街を歩くという自明の行為は、自分が何処を歩いているのかわかっているだけではなく、苦痛なく、円滑に、バランスが自然にとれながら進むときに初めて可能である。

若いときには気づかなかったが、齢をとるにつれてこの歩行の精妙さを嫌でも意識せざるをえなくなった。

自分自身の身体感覚と運動機能は、日々使っているので絶好の観察対象となるはずだが、両者の有難味に気づくのは、老年に達して初めて可能な業であった。遅まきながら振り返ってみよう。

五〇代後半のこと。阪神淡路大震災の前年一九九四年、禅寺で座禅をしている際、上体が傾いているといわれた。友人の整形外科医にエックス線写真を撮ってもらうと、背骨がぐにゃりと「く」の字型に側弯していた。教科書にそのまま載せてもいいほど見事な側弯症である。いつも重いかばんを右手に持ち歩いた結果だろうかと尋ねると、彼は本当の原因はわからないのだと笑った。しかし痛みもなく、動作にまったく不自由は感じなかったので、かばんを左手で持つことを心がける以外に、背骨異常は意識から消えてしまった。わたしは生来極楽トンボである。

六〇代も終わりに近づき、役所勤めから解放された。弟の診療所の外来診療と往診を手伝い、患者を診るという遣り甲斐もあり悲哀も混じった臨床医の仕事に戻ることになった。

二〇〇六年春のある朝、診療所へ出かける途中だった。急ぎ足で目黒川緑道から地下鉄池尻大橋駅に向かっている時、突然左膝にパシッという音がしたような気がし、鋭い痛みが走り、歩くのが難しくなった。しかし診療時間が迫っている。痛みをこらえて出勤した。

一瞬にして、異常な音とともに膝に痛みが生じたのだから、膝関節内でクッションの役割をしている軟骨の半月板が損傷した可能性が高い。弟はその経験者であった。彼は、内視鏡的に膝関節腔からちぎれた半月板のかけらを吸い取ってもらったところ痛みは直ちになくなったという。いずれにせよ急性の炎症が生じており浸出液が関節にたまっているからと、液を抜き消炎剤を入れてくれた。

わたしの場合、歩行時に膝に痛みがあったが杖を突いて歩けたので、膝の専門医を訪れたのも数週間経ってからだった。その医師曰く、「駅からここまで歩いてこられたのですか、それならこのままにしてもひとりでに治ります」。実際の経過もそうなった。身体の故障に対する態度はますます楽観的になった。

二〇〇七年の暮近く、家内と娘と一緒に秋田、山形を旅行した。湯の浜温泉で日本旅館に投宿、地酒の大吟醸を痛飲、夜何度も尿意を催した。朝、身体がだるく、のどが痛く、頭も少し痛く前夜の飲み過ぎを後悔しているとき、娘から「よろよろ歩いている」と指摘された。目ざとい娘がいなければ、自分ではまったく気づかない程度のかすかなよろけ方だった。普通の歩行で身体の揺れはまったく感じることなく、走ることも平気である。

しかし、歩く際、左のつま先がときどき道路のわずかな段差でつまずくこともあるので、念のために先輩の神経内科医に診てもらうと、わずかに左足の筋力が落ちており、左膝の腱反射がはっきり右膝よりも亢進していた。腰椎のレベルで脳から降りてきている神経がブロックされているためであるというご託宣だった。ちなみに神経内科医は、異常のある個所を明らかにすることに情熱を傾けるが、それにどう対応するかを語るのに冷淡なきらいがある。それを知っているからこちらもそのご託宣を聞き流してしまった。

はっきりした症状がない身体の異常に対する態度には、その人のもつ恐怖の度合いや気質のみならず、おかれた状況に応じて、広くばらつくのが普通である。たとえば、中年になって糖尿病になっても、食事はうまく、元気であるのが普通だ。食事療法を勧めても馬耳東風に聞き流してしまう人から、毎食のカロリー計算の結果を記録する人まで、見事にばらつく。

医師が自分の健康に一般の人より注意しているという証拠も乏しい。定期健診をきちんと受けることを患者には奨めるのに、自分では特別な検査を受けない病院勤務医師を何人も知っている。骨格、関節、神経系に異常があっても、歩くことに差支えなければ、多少よろめいても気にしない点において、わたしは無関心派の一人だった。

症状は突然現れた。

二〇一二年二月十日早朝、左臀部から下肢にかけての激痛で眠りが破られた。あわてて起き上がろうにも、あまりの痛みのため左下肢は動かせない。横に寝る家内は気持ちよさそうに寝息を立てている。

医者たるもの、正岡子規が脊椎カリエスで泣き叫んだように叫ぶこともできぬ。右側臥位にするとわずかに痛みは軽くなるがそれを続けることもかなわぬ。輾転反側できぬ痛みを経験したのだった。

その午前、車を呼び、後輩が開業するクリニックに行った。彼はリューマチや膠原病を専門とするが、物理療法内科というリハビリを重視する科の出身で、先代若乃花などそうそうたる力士たちを診療していたことがあった。彼の診断は脊柱管狭窄症であった。後日脊柱のMRIを取ると、腰椎のいくつかのレベルで脊柱管がくびれたように狭くなっており、とくに第四・五腰椎のレベルでは脊柱管は完全に途切れるほどの狭窄があった。

「デスクワークをする人には、中年以降増える病気です。一日パソコンに向かって、猫背で首を突き出した姿勢を続けると、これになることが多いのです」。猫背でろくろ首のように首を突き出すとは、まさにわたしの仕事中の姿勢を言い表している。

脊柱管狭窄症には、鴨居にぶら下がるというしごく物理療法的な対応方法と、四股を踏むという力士錬成法を思わせるリハビリの方法を教えてくれた。

鴨居には、左下肢に激痛が走るため、数秒もぶら下がれなかった。へっぴり腰で四股を踏むが、アパートでは派手に足を挙げるわけにはいかない。そっと足をおろす。足を挙げるよりも、むしろしゃがんだ蹲踞の姿勢から両手で大腿前面を抑え、上体を力強く起こしていく動作が大切である。実際、小兵の力士舞の海の四股は、遠藤のように脚を高々と挙げる威勢のいいものではないが、彼の足腰は強じんである。

四股のおかげで翌三月にはコスタリカに自然保護の状況を見に行くことができた。このとき空の旅の国際便で杖を突く人がどんなに手厚いサービスを受けるかを知った。空港では頼まないのに車椅子を用意してくれる。搭乗は真っ先に、出入国の手続きもパイロットや客室乗務員並みに扱ってくれた。首都サンホセの北五〇キロ足らずにあるボアス火山に登った折には、山頂事務所から噴火口まで歩く数百メートルのため、救急車を用意していた。もちろん、気前の良い日本人からのチップ目当てでもある。

七月、歩行時の下肢痛はまったく消えた。しかし腰椎で脊柱管がちぎれたように狭窄しているMRIの映像が脳裏にある。背筋を強化すれば脊柱管を広げ、狭窄も緩和されるだろうと、単純素朴に考えた。それには滑車を使い錘を引っ張り上げるのが一番簡単だ。だが親父の轍は踏むまい。

彼は一六〇センチに達せぬ小男だったが、相撲や器械体操が得意で、村相撲の横綱を張り、米一俵（約六〇キログラム）を軽々と持ち上げた。「俺がもう十センチ背が高ければ相撲取りになった」と豪語していた。しかし晩年重いものを持ち上げようとして、脊柱の圧迫骨折を起こしたのである。

スポーツジムでインストラクターに背筋強化法を聞くと、一五キログラムの錘を一度に十回ぐらい引き上げることから始め、徐々に増やしていくのが良いだろうという助言だった。そのとき隣では、背はこちらよりずっと低いが筋肉隆々たる中年男が八〇キロの錘をひき上げていた。あまり重そうには見えない。私は二〇キロの錘を試したがじつに軽い。二〇回やった。つぎの週は三〇キロを試みたがあまり重くない。二〇回やって帰った。

つぎの朝左脚の激痛で目覚めた。臀部から左下肢全体の痛みは前回とまったく同様だ。後輩のクリニックでは、脂汗が出るばかりで診察台の上で腹這いにもなれない。「こりやいかん。なにか悪いことをしたのですか。神経が骨に触っている」と手術を勧められ、紹介状を書いてくれた。私はもごもごロを濁したが、腹の中で「俺は親父よりはるかに阿呆だ」と叫んでいた。

じつは翌八月にリトアニア、ラトビア、エストニアのバルト三国を旅行する予定を立てていたのである。今度は断念せざるをえないのか。手術するとすれば入院しなければならない。しかし今度も楽しみを医療に先行させることになった。現地ではバス旅行だから歩く距離はごく短い。とどのつまり杖つき旅行を再度強行した。

東京では連日三十数度の真夏日が続くのに、気温二〇度前後、青空に楡やマロニエの大樹がそびえ、涼やかな風が頬をなぶる国々は、人生のくつろぎが自分にも必要であることを教えてくれた。

帰国してからも歩行時の左下肢痛は持続した。二、三〇メートル歩くと左下腿外側が痛くなり腰を掛けて休みたくなる。仙台に出張したときは、駅構内で激痛のため杖を突いたまま立ち往生した。白髪の老爺でも、しゃがみこむ格好悪さはその美学に背く。

九月、脊柱管狭窄症の治療では有名な某整形外科病院を訪ねた。院長は後靭帯の嚢腫だと診断し、「私は外科医ですから、こういうものは切ってしまうのが手早いと考えます」と、気軽に言う。こちらも負けていない。「そうですか、こちらは内科ですから切らナイのが原則です」。

やはり四股を踏むのが経験的には効果がある。白いネコでも黒いネコでもネズミを捕るのがよいネコである。へっぴり腰でもひょろひょろ腰でも、痛みのないのがよい腰である。連日の訓練の結果、十月最後の日に、左下肢のしびれも痛みも感じないのに気づいてほとんど恍惚とした気分になった。背筋を伸ばしてただ歩くという動作の気持ちよさに、生まれて初めて気づいたのである。

たしかに歩行時少しよろける。しかし、左足をかかとから地面につけ、重心がかかとから足指に近いふくらみ（足球）からつま先まで移る瞬間、右足のかかとが地面を抑えている。その一歩一歩の感触がたとえようなく心地よい。よちよち歩きのころから歩いていても、歩く愉しさを身に染みて知ったのは、日も暮れようとする今なのだ。

老いの愉しさには悲哀が影のように付きまとうが、それゆえに、愉しみは、いっそう深いのである。

（1）ベティ・フリーダン『老いの泉　下』二〇一頁、山本博子・寺澤恵美子訳、西村書店、一九九五年。

（2）Mitchell, S. et al., Dying with advanced dementa in the nursing home, *Arch Intern Med*, 164: 321-326, 2004.

無常と永遠

地域が差し伸べる手

私の住む集合住宅は二三〇世帯であり、築約四〇年になる。家内と小学生の娘とともに移り住んだときは、働き盛りの住民がほとんどであった。子どもたちが成人し、独立し、離れていくにしたがって、会う顔がしだいに老けていくようになった。こちらも白髪を増し、しわも増え、一人前の老爺となった。知っていた顔が見かけなくなったと思っていると、いつのまにか亡くなっていたりする。

自分も生老病死という無常の奔流に流されている身である。そばに流されながらアプアプしている人に、すこしのあいだ、支えの手を差し伸べるような気持で、ボランティアの健康相談クリニックを開いてから、いつのまにか十年以上経った。

クリニックを訪れるのは、通常、どこかの医療機関に通っている高齢者や、連れ合いの病気についての意見を求める人である。その方たちの話を通じて、患者の期待と医師のサービスが、どこで行き違ってくるのか、大学病院などの専門性を重んずる医療機関の不自由さも見えてくる。

たとえば、と言っても一人ではなく何人かの場合を合成したものだが、本人は八〇代後半で夫人はもう少し若い。本人には認知能力のはっきりした衰えがある。

典型的には、本人は一流大学を卒業し、大企業に就職し、日本経済の拡大に伴い、企業戦士として欧米や東南アジアでの任務に就き、本社に戻り、定年後子会社に出向していたが、今は悠々自適の生活をしている。二人の子どもはすでに結婚し、その一人はヨーロッパのある国の人とのあいだに孫を二人もうけてその地に住む。

趣味はゴルフ、麻雀と囲碁。「北帰行」などの旧制高校生が愛唱した歌が好みで、読書は宇宙科学や中国に関するものに興味を抱く。しかし齢とともに体力が衰えゴルフ場には縁遠くなった。麻雀や囲碁仲間との付き合いも薄れてきている。

本人のもの忘れがひどくなったのは六、七年前だった。クレジット・カードで本を買うが、同じ全集を四度も買ったりする。

夫人にせかされて某大学病院のもの忘れ外来をおとずれた。胸のレントゲン写真、心電図、頭頸部のMRIなど種々の検査を受けたのち、臨床心理士により見当識、短期記憶、計算などが調べられた。彼は若い女性による知能テストに立腹したが、なんとかそれを受けた。結局アルツハイマー型認知症の診断を受け、アリセプトの服用が始まった。

さて大学病院の外来には定期的に通ったものの、医師はパソコンを見るのに気を取られがちで、きちんとこちらを向いてくれないのが不満だ。しかも、受持医が一年ほどで替わる。医師患者間の信頼関係を築くには、体制的に不備である。

デイケアに通ったら、人付き合いもできるからよいのではないか。ところがデイケアはどこでも女性が圧倒的に多い。本人が断固拒否する理由は、「あんなところに行ったら呆けちゃうよ。婆さんばかりじゃないか」とか、「幼稚園でやるようなこと俺ができるか！」

本人は、自分が呆けたと思っていない。いや、うすうすそう感じているが、その不安に包まれた自尊心が「呆けた」とは言わせないのだ。

さらに夫人が困ったのは、車の運転である。高齢であるし、都内ではさすがに運転しないが、長野の避暑地に別荘をもっている。駅前でレンタカーを借りたが、彼はキーを差し込んでエンジンをかける古いタイプの車になれている。ボタンを押して発車する仕組みを説明されても憶えられない。本人にブレーキを踏んでもらい、助手席の夫人がボタンを押し、危うく車をスタートさせた。別荘に行くのも命がけだ。

しかし夫人を本当に不安にさせたのは、今年になってから、稀にとはいえ、初めて便失禁するようになったことだった。

このような場合、同じ集合住宅にいる相談医ができることは、いくつかある。

まず、本人と夫人の不安を和らげることである。

本人は、なぜ新しい病院に行かなければならないのか、理由が呑み込めていない。第一、自分がなにか不都合をしている感じがあっても、認知症という「呆けの病気」だとは認めがたい。不安であるぶん、誇りを傷つけられるのをさらに怖れる。こういうときに、理屈をもって説明するのは、無効であるばかりか、危険でもある。

夫人は介護を引き受けてきたが、夫が認知能力の衰えとともに、自己中心的性向がますます強くなってきた、と感じている。いらいらして、些細なことで怒るようになった、と思う。子どもたちに相談しても、なにせ遠方にいる。夫と一緒にいるのがくたびれる。これからどうなることやら。自分の体力の衰えとともに不安も募る。

夫人からも、本人について得たのと同様の、過去の人生に関する情報が役立つ。家族、生い立ち、好きなこと、嫌いなこと、学歴、職歴、趣味など。彼女にとっては生活史を語るのとともに、愚痴を聞いてもらうのが救いになる。どのようにして夫とのあいだに適当な距離を置き、生活を続けるのか、望ましい示唆も得られる。

ふたりの今後の関係がどう変化するかを予測するためにも、それぞれの姿が見えているのが望ましい。

相談医が踏むつぎのステップは、認知症治療経験の豊富な地域の中核病院の精神科医に紹介することだが、その受診のまえに、ワンクッションを置き、両者との信頼関係を築くのが基本的な準備である。

認知症高齢者のケアは今後、家庭、病院、老人ホーム、デイケアおよび地域共同体が、分担しながら協同で行なう成り行きになる。病院は、周辺症状が悪化するとき、しばし緊急避難的に入院させるのも、主たる利用の仕方となる。

家庭でのケアは、通常、便失禁が始まるときに、限界に達する。

死に至るまでに本人がたどる今後の経過は、多分に試行錯誤的に展開し、それが何年後になるのかはわからないが、そんなに長くないのは確かだ。

相談医は、その差し伸べる手が、本人の老病死の過程が多少とも円滑になり、介護者である夫人の疲労の軽減にも役立つことを、祈るのである。

月と地球

北沢川緑道と烏山川緑道の合流点から、東に延びる目黒川緑道に沿って、人工のせせらぎが道の南側を流れている。流れは合流点から数十メートル下流で川幅が広くなり、小さな中洲も作られている。そこには人の胸ほどまでの高さの草が茂っている。

八月初めの夕、散歩の途中そこを通りかかると、中年の男性が三脚の上にカメラを置いて中洲のほうを写していた。その水際に立っていた五位鷺が、一瞬、水草のあいだを嘴でせせったかと思うと、十センチ余りの魚を捕まえた。嘴をうまく操作して、ゴクリとそれを呑みこんだ。英語で night heron というように、日没近くに魚を採る。

カメラはニコンで、機械音痴のこちらには評価できないが、高価なものらしい。彼はいくつか見事な映像を見せてくれ、七月最後の夜にとった満月の写真を見せてくれた。鮮明である。わたしが八倍の双眼鏡で、同夜、やはり月を見たと言うと、これは百倍以上の倍率で撮ったものですよ、と笑った。

海の部分がくっきりと暗く見える。月の南半球を覆う白い大陸の下極のやや近くにあるクレーターから、さらに白く輝く光条が放射線状に延びている。

満月は、子どものとき、恐ろしいような、身の痺れるような、不思議な光球だった。秋田という雪国にいたから、冬、曇りや雪の夜が多かった。珍しく晴れて満月が煌々と照らす夜、雪の固まった夜道を歩いていると、自分が見透かされているような、ぞくぞくする感覚が生じた。

煩雑で拘束の多い現役を退き、低倍率の双眼鏡で月を眺めはじめた。だんだん月が満ちはじめるにつれて、危機の海、豊かの海、静かの海、そして晴れの海が丸く、暗い影を現わしてくる。

ものの本によると、月の海は、誕生した月の表面が冷え固まったあとに、巨大隕石が衝突して「穴を開けた」あとだという。直径数百キロメートル、深さ数キロメートルの巨大で深いクレーターがいくつも形成された。それで海の輪郭が丸いのは頷ける。
では、なぜ暗く見えるのか。巨大隕石の落下が終わりに近づいた頃（三八億〜三二億年前）、月の内部で岩石が溶融しはじめ、マグマ（溶岩）が形成された。その溶融しやすい成分は、暗い色で、比較的に金属に富んだ玄武岩などの岩石だった。マグマは、クレーターの底から噴出して辺りを埋めた。なるほど。

近年まで、わたしは月の生成についてまったく無知だった。ところがある機会に、佐治晴夫の本(1)を読んで仰天した。月はわずか一か月で誕生したという！　彼は「ゆらぎ理論」で有名な宇宙物理学者である。

以下は、佐治さんの受け売りに、少し情報を付け加えたものである。

月の形成についてはいくつかの説があるが、現在最も有力なのは、ジャイアント・インパクト説（giant impact theory）だという。原始地球が四六億年前に形成されてからまもなく、直径が地球の半分ぐらいの、つまり火星ぐらいの、原始惑星が斜めに衝突した。

地質学の知識がまったくない人のために記すと、惑星は、現在の地球もそうだが重金属の鉄やニッケルなどが核として中心にあり、その上層に岩石のマントルがとりまいている。

原始惑星は砕け、その破片の大部分が、地球のマントルの大量の破片とともに、宇宙空間に飛び散った。これが斜めの衝突だったため、破片の一部は地球に落下したが、かなりの破片が地球の周囲を回る軌道上に残った。軌道上の破片はやがておたがいに合体して月が形成されたという。しかも最近のシミュレーションによると、月が一つにまとまるのにかかった時間は、早ければ一か月だったという。

わたしが吃驚したのは、何億年という、われわれの時間感覚ではまったく想像できないような宇宙の生成過程に、突然、一か月という現実感を伴う時間が出てきたからだ。

月は大部分が地球のマントル、一部が衝突した原始惑星のマントルから形成されている。その証拠のひとつは、アポロ計画で採取された月の岩石の酸素同位体比が地球のマントルのものとほとんど同一だった。

衝突直後には、地球は非常に高温になり、ドロドロに溶けたマグマの海（マグマ・オーシャン）に覆われた。衝突した原始惑星の核は、地球の深部へ沈んでいき、地球の核と合体したと考えられている。

月は地球の分身だ。地球も月も三八億年ぐらい前にはさかんに巨大隕石が衝突して、無数のクレーターができた。だが地球を宇宙から見ると月ほどにはクレーターが残っていない。なぜか。

それは、ひとつには地球の表面がいまだにたえず動いているからだという。地球の全体積の約八四％を占めるマントルは、ゆっくりと、ねばねばとした水飴みたいに動く熱対流運動を続けている。大陸はその上に乗っているのだ。[2]

今は五大陸というように、五つに分かれている。しかし、大陸移動によりおたがいにくっつき合って、ほぼすべてひとつにまとまった超大陸が形成されたことがある。しかも大陸の離合集散はくり返され、超大陸が形成された時代が何度もあった。最近では、約三億年前から二億年前にかけて、パンゲア超大陸が存在していた。

五百万年前という、ごくごく最近現れたヒトも、この変化のなかにいる。

アブラゼミと永遠

目の前の机の上のスタンド横に、死んだアブラゼミが横に伸びた枝にとまるような格好でじっとしている。

先日、エレベーターに乗ろうとしたら、足下で動いているものに気づいた。もう飛べないアブラゼミだった。ベランダの植木の横に置き、一時間ほどして見にいくと、もう死んでいた。

　　頓て死ぬけしきも見へず蟬の声　　　芭蕉

人間の十年を一日として換算すると、大部分の人は八日以内に死んでしまう。十日も生きる者は例外である。

動かない蟬を眺めていると、一方では無常迅速という声が聞こえる。他方、なぜ永遠の存在に人が惹かれるのかが、わかるような気もする。

古代ギリシャ人は、「万物は流れる」、つまりすべてのものは自ずから生成し消滅する生きた自然だと、考えていた。これは古事記に現れた自然観でもあり、わたしたちが生き、そして観察する自然でもある。

このような、やがて消滅する自然的存在、という考えを受け入れがたい心理は、わたしたちに大なり小なりある。それは永久不変の存在への希求につながろう。

民主政治が堕落し、衆愚政治と化し、衰退過程をたどりはじめたアテナイの思想家プラトンの心理にも、そういう希求があったのではないかと、わたしは夢想する。

プラトンは、物の真の姿、事物の原型として「イデア」（形相）を考えた。「イデア」は永久不変である。しかし、超自然的「イデア」を造ることができるのは、「本性制作者」である神だけだ。自然的存在論を超えた超自然的原理を設定し、「それに照準を合わせながら、この自然を見てゆこうとする特殊なものの考え方、思考様式」が形而上学（哲学）である、という。[3]

万能の制作者として神を考えるならば、そのような創造主が世界を、無から（ex nihilo）創ったと考えるのも、ごく自然な心理力動そして論理である。

神を存在論的「存在」として実証するのは難しい。だが心的・認識論的「存在」と考えるなら、ウィリアム・ブレイクの詩心に感嘆しよう。

ひと粒の砂にひとつの世界を観

いち輪の野の花にひとつの天国を観
てのひらに無限を乗せ
ひとときのうちに永遠を感じる[4]

わたしは、プラトンもブレイクも知らなかった、現代科学という言葉で考えることができる。わたしたちが、地球という惑星の表面のごく薄っぺらな空気の層のなかで生きていることを、知っている。

地球の水の半分近くは、太陽系自体より古いという。[5] しかし、水素原子は、ビッグバン直後の一三八億年前にできたというのが実相らしい。[6]

その水素原子からなる水は、わたしの身体にも、目の前のアブラゼミの身体にもある。われわれは、ともに、「永遠」を体現している。

(1) 佐治晴夫『THE ANSWERS　すべての答えは宇宙にある！』マガジンハウス、二〇一三年。
(2) 吉田晶樹『地球はどうしてできたのか――マントル対流と超大陸の謎』一八頁、講談社ブルーバックス、二〇一四年。
(3) 木田元『反哲学史』一〇〇頁、講談社、一九九五年。

（4）William Blake, Auguries of Innocence より。訳文は筆者による。

（5）"Our cosmic selves", *International New York Times*, 2015. 4. 5.

（6）早野龍五・糸井重里『知ろうとすること』一四〇頁、新潮文庫、二〇一五年。

地域ケアの手

日本社会の高齢化が、出生数の減少と同時に進行している。

第二次大戦後の数年間はいわゆるベビーブーム時代で、出生数は、年約二六〇万人だった。それが一九七五年には二〇〇万人以下に減り、二〇一四年には約一〇〇万人と減り続けている。

反対に、高齢者はすでに人口の二割五分を超え、十年後には三割に達する見込みだ。二〇一五年、百歳を超える長寿者は六万人だが、その約九割は女性である。「なでしこジャパン」は百寿の世界で完全実現しよう。サムライたちは草葉の陰であくびしている。

しかし、二〇五〇年には百寿者が六〇万人に達するだろう、というからただ事ではない。後期高齢者では、認知能力や体力の衰えた人が急増する。人生の最終段階を穏やかに下っていくためには、言うまでもなく、ケアの手が必要だ。

とは言うものの、核家族化が進み、家庭の介護能力は低下する一方だ。現在、介護を行なうため離職する人は、年に十万人という。

地域社会では、デイサービス、老人ホーム、病院、診療所などの医療・看護・介護施設があるが、周知のごとく、人手も施設も不足している。また孤立した高齢者は、自力で社会的サービスを求めることができない。

当然のことながら、地域社会でさらに積極的に、認知症高齢者へケアの手を伸ばそうとする動きが、各地に出てきている。地域で本人と家族がともに参加し交流する「Dカフェ」が続々開設されつつある。差し伸べる手と高齢者とのつながりは、時として、わたしたちの想像を超えた見事な様相を示す。

何でもやってみたい

東京都練馬区石神井台に「金のまり」というデイサービスがある。その統括責任者廣島人水さんは、区や近隣の病院、歯科を含む訪問診療クリニック等と手を組んで、認知症高齢者もそうでない人でも区別なく楽しめる「オレンジカフェ」を開き、認知症介護をどう支えていくのか、意見交換の場を定期的に開いてきた。

彼女たちのグループの特色は、地域医療、地域ケアの力で、そこの認知症高齢者が、「純粋痴呆」として生涯を全うできる地域をつくろうという大きな志を共有しているところにある。

「純粋痴呆」とは、認知能力の衰えはあっても、周辺症状のまったくない人たちである。一九七五年、沖縄県佐敷村の悉皆調査では、七〇八人の高齢者に認知症が現れる率は、東京都の在宅高齢者の有病率と同じ四％だったが、周辺症状を現す高齢者は皆無だった。これに対し、当時東京の在宅認知症高齢者では、半数が妄想、幻覚などの周辺症状を現し、二割近くに夜間せん妄があった。佐敷村調査にあたった琉球大学の精神科医は、同村の高齢者に対する優しい敬意に満ちた対応が周辺症状の不在をもたらした、と推測している。

廣島さんたちのグループは、認知症本人や家族のつぶやきや思いを拾い、発信するホームページを準備中だ。近隣のデイサービスの合同勉強会はすでに十年続いている。

デイサービスの利用者たちは多彩だ。もの盗られ妄想のある人、ない人。みんな、心理検査をすれば、軽度から重度にいたる認知能力低下が見つかる。

しかしこの方たちは、磨いた鏡のように、きわめて感度よく、サービスの質を映しだしている。『金のまり』では表情が明るい。うまく介護できない処では暗いのです」という、「寺本クリニック」の寺本研一理事長のコメントがある。彼は東京医科歯科大学臨床教授でもある。

それを裏づける観察を、利用者の一人堀川満江さんの息子眞一さんがしている。満江さん九四歳、眞一さん七二歳。

私の母がデイサービスにお世話になってから一年数か月、二年近くになるだろうか。今も基本的な考えは変わらないのだが、九四歳になって身体は弱っているし、軽度の認知症でもある。

こうなってしまった母を受け入れるほかはないので、これを他人に任せるとか、他人に預けるなど考えもできない。

恥ずかしいとか、みっともないとか、そういうことではなく、私のお袋だからそれだけ。

この気持ちわかってもらえばいいのだが、幸いなことに基本的には自分で食事をして、自分で便所に行き、自分で風呂に入る。

もちろん、たまには失敗もする。そんなときパニックにならない妹が活躍する。チョットした戦争状態になる。

そうせざるをえないから、やせても枯れてもお袋は女だから、そんなお袋を他人に預けるなどとんでもない話で、この考えは今も変わっていない。

しかし、この二年余りで確かにお袋は変わってきた。何というか、専門的なことは解らないのだが、普段の会話のヤリトリ・言葉の端々・また切返しの早さ等々、脳のどっかが活性化している。

とくにデイサービス「金のまり」でマージャンを始めてからは、それが顕著に現れた。

言葉は悪いのだが「あんなジジーに絶対負けないんだから」と、かなりテンションが高い。

（後略。提供：金のまり）


なでしこジャパンの先輩だけの気概がある。しかし満江さんは、自分の置かれた現実を感知し、そこに生じて振り切ることのできぬ想いを語っている。

年をとっても、いいたいことをいわなきゃ。
それが私の生き方。
なんといわれても私はかまわない。

ババアはババアらしく、というけれど、
私は自分をババアと思っていないから、
ジジイらしくすればいいかしら?

私は、右から左じゃない。
ちゃんと右耳に留めてある。
時期が来るとでてくる。
私はおしゃべりじゃない。
口があるからしゃべるだけ。

なかなか利口になれない。

バカはバカなりに
利口になりたい。
私は、今の生き方で充分じゃない。
これで充分だったら大変じゃない。

「今のままでいい」
それで通ると思う？
みんなは私のことをわかっていない。
誰か私の話を聞いてくれる？
誰も聞いてくれない。
みんなの耳の中、空っぽだよ。

何でもやってみたい。
やりたいことはやってみたい。
でも、
こういうのやってと、いってくれる人はいない。
だめだろう、できないだろう、と

みんな思っている。
自分でいいこと考えても
誰もきいてくれない。
あれやってくれる？ といわれれば、
何でもやります
あなたの思うとおりには
できないかもしれないけれど。
一応は、どうすればいい？ と
私に聞いてほしいの。
そうしたら、
「私はこうしたいの」と話します。

でもねえ、
私はどうして
こんな人間になったんだろうねえ？
平成二七年四月十五日（提供：金のまり）

このかわいらしい、しかも実存的不安が伝わってくる詩を語る満江さんは、二〇一五年八月十一日、急な発熱と腹痛が現れ、地域病院を受診した。二〇ミリもある総胆管結石が見つかり、炎症も起こしていたため、即入院となった。

主治医は、砕石術や胆管ステントを含む内視鏡的措置は危険性が高く、また高齢と認知症のため手術できない、と説明した。

中心静脈栄養は本人の動きを封じてしまうので、それはかわいそうだ、と家族が断った。とすれば、残るのは家庭での看取りしかない。病院では九月初め、退院前カンファランスを行なった。

しかし家族は、認知症で、高齢で、結石が二〇ミリでも、ひょっとして手術できるのでは、という気持ちを捨てきれなかった。仲介の廣島さんが筆者に、東大病院の消化器内科でセカンド・オピニオンを取るのはどうか、と意見を求めてきた。

看取り医としてのこちらの返答は、セカンド・オピニオンを取るのはさておき、まずは、満江さんご本人から手術についての意向を聴くのがよいだろう、というものである。

認知症であっても、自分の身体に加えられる措置に対しては、「好き」「嫌い」の判断ができる[1]。この能力は、言語的コミュニケーションが可能なあいだは、保たれている。しかも家族は、本人が認知症であっても、その意向を確かめることにより、本人の意思を尊重したという満足感を、例外なく、抱くのである。

さて、満江さんは退院したが、家族は、いろいろ説明を受けたのち、今後一、二週間の余命だろう、と告げられた。

廣島さんが堀川家を訪れると、床に臥せっている彼女は、見舞客に逆に「元気ですか?」と尋ねるのだった。

彼女は「なんだかちょっと情けない、もう少し元気になりたい」という。廣島さんが「もう少し元気になりたいですか」ときくと「なりたいねえ」。

重ねて「手術をして、治したいですか?」と聴くと、彼女は無言で首を三回横に振った。

意味の世界

訪問診療を行なう医師は、何はともあれ、患者本人がどのような物語を紡いでいるかを察するのが望ましい。

ひとは誰しもが、それぞれの物語の醸し出す意味の網をつむぎ、その「意味の世界」に住んでいる。それは認知能力低下の有無にかかわらない。

医師は本人の語る生い立ち、仕事、人生の折々のエピソード、趣味、自慢話などにくりかえし耳を傾けるうちに、その「意味の世界」を察するようになる。そこにおいて、本人は不安が少なく、得意であり、誇り高いのである。

認知症高齢者の住む「意味の世界」について行なった、もっとも優れた医療人類学的観察記録は、阿保順子『痴呆老人が創造する世界』[2]だろう。

痴呆病棟のデイルームにいる観察者（阿保）の横のMさんという老婆は、置畳を敷いてある場所を自分の住む地区の公民館だと思っている。床のリノリュームの模様が違うところは何とかいう地名のところだ。廊下の途中にある消火器の所在を示す赤いランプを指さして、駅に来たとほほえむ。病棟は彼女が住んでいた町の縮小版らしい。

Mさんは、Kさんという爺さまを自分の夫だと思っている。しかし、ある時さらに別の女性が置畳の上でKさんに膝枕をしてあげ、その禿げ頭をいとし気にさすっていた。観察者がその光景にMさんの注意を向けると、Mさんは、その女性がかつて夫の妾であり、最近金に困り無心に来た図々しい女であると、説明した。Mさんの住む「意味の世界」では、彼女が本妻であり、その誇りは保たれている。

デイサービスの介護者は、利用者の「意味の世界」を理解し、そこに入り、付き合ってあげる実際的な理由がある。老練な介護者は、日常的にそれに基づいたケアを行なっている。

たとえば、老人ホームで夕暮れ症候群をあらわす女性入居者がいる。そわそわ落ち着かない様子で「家に帰りたい」と訴える。その「家」とは言うまでもなく、自分が生まれ育った故郷の家だ。介護者は彼女と外に出て近所を一緒に歩いてあげる。少したってから、今日は暗くなったから明日お家に帰りましょうね、と連れ帰る。

「意味の世界」に入るには、普通、なにかのパスワードを必要とする。それは、民謡や子どものときになじんだ歌だったり、趣味の俳句や和歌だったりする。いずれにせよ、本人が気持ちよく、誇らしく、うれしく感じるようになる言葉であり、文言であり、メロディである。それが見つかると、ときとして劇的な反応が現れる。

「金のまり」に、数年間入浴したことのない高齢女性が利用者となったことがあった。身体からは、すでに形容しがたい異臭がただよっている。使い込んでフェルト化したかつらの臭いである。まず、お風呂に入ろうといっても頑としていうことを聞かない。したがって、お風呂というコトバを使わずに、「ズボンを下ろします」「服を脱ぎます」という指示のコトバだけで対応した。

小柄な彼女はどこにそんなエネルギーがあるのかと驚くほど激しく抵抗し、「人権侵害だ」と叫んだが、いったんズボンを下ろすと、人形のようにおとなしくなった。かつらも外さしてくれた。シャツを脱ぐと、お腹に紐がぐるぐる巻いてあり、預金通帳を包んでしっかり縛り付けてあった。風呂に入らなくなってから数年間の執念である。ほどくことができず、はさみで切るしか手がなかった。

だが、入浴に協力してもらうためには、浴場まで自発的に行ってもらう必要がある。何かパスワードはないか。

息子さんに、彼女が得意になるようなエピソードがないかを聞くと、若いころ地元の新聞に載ったことを覚えていた。しかし本人にその話をしても、あまり覚えていない。息子は国会図書館に行き、当時の新聞を探し当て、コピーしてデイサービスに届けてくれた。

それは「銃後を支える軍国の妻」といったタイトルで、彼女を褒めたたえていた。それを見た彼女は、「新聞に取り上げられてとても誇りでした」と話しはじめ、「私は天皇陛下と握手しました！」と大きい声を出した。周りでは思わず拍手する人もいた。席を立ってその新聞を見に来る人もいた。「頑張ったね」「大変だったね」という言葉が飛び交った。

「そう、天皇陛下と握手したんですね、偉いなー」と感心してみせると、彼女はいそいそと進んで風呂場に行ったのである。

「天皇陛下と握手した」というパスワード発見のおかげで、心を通わせることができると、彼女はいつの間にか、肌身離さず身に着けていたかつらと貯金通帳なしでデイサービスに通うようになり、お風呂にも自発的に入るようになった。

認知症高齢者と付き合うには、本人の住んでいる「意味の世界」を推察し、そこに一緒に住む覚悟が要求されるときがある。本人がどのような人生の戦いで傷を負ってきたかを知り、その傷の痛みから気をそらしてあげる思いやりは、戦場に設けられた野戦病院で、負傷してきた兵士に応急措置を行なうのにも似ている。しかし、老齢の負傷兵には、完全回復の見込みはもうないのが、手傷を負った若者とは、違うのである。

（1）大井玄『呆けたカントに理性はあるか』新潮新書、二〇一五年。
（2）阿保順子『痴呆老人が創造する世界』岩波書店、二〇〇四年。

老耄ということ

数年前のことである。日本老年精神医学会で、参加した医師たちの常識を揺さぶるような発言があった。

発言者は、特別講演を行なった松下正明東京都健康長寿医療センター理事長である。彼は、「アルツハイマー型認知症は病気ではない」と述べたのだった。

それでは何か。「老耄の現れである」というのがその見解であった。

いうまでもなく、彼は東京大学医学部精神科教授として業績を残し、その後は東京都立松沢病院院長として認知症高齢者をふくむ多くの患者の診療にあたってきた。また、アルツハイマーが医師として活躍した時代のドイツ医学界の事情にも通じた医学史家でもある。その意見は、アカデミックな意味で当然尊重されねばならない。

アルツハイマー型認知症は、老年期の病気であることを信じて、いささかも疑問をもたなかった若い医師たちは耳を疑った。講演後ロビーで、「松下さんだからあんなこと言えるんだ」という声が聞こえてきた。

松下さんが老耄の一例として聴衆に読むことを勧めたのは、井上靖の『わが母の記――花の下・月の光・雪の面』だった。かいつまんで紹介しよう。

1

「花の下」は井上靖の母が八〇歳になったときの小品である。

靖の父は、軍医であったが、四八歳の時陸軍少将に昇進すると同時に退官して郷里伊豆に隠退する。彼は、医師として働く道がいくらでもあったのに、以後三十余年間小さな畑を耕すのみの生活を送り、八〇歳のとき再発したがんのため他界する。

靖の母は、その当時しごく健康で、小柄だが腰も曲がらず、義歯もなく、眼鏡なしでも新聞が読めた。身体はしゃんとしていたが、夫の死の二、三年前から物忘れがひどくなり、同じことを二回も三回も続けて言うようになっていた。

社交的で、五分や十分面と向かっていてはわからないが、ものの一時間も対坐していると、まったく同じ言葉が何回も出される。自分が口に出した言葉も、それに対してなされた相手の返答も、その瞬間忘れてしまうようにみえた。

「実際に母を見ていると、壊れた機械といった感じだった。病気ではなく、一部分が壊れているのである。全部が壊れているのではなく、一部が壊れているのであるから、壊れていない部分もあるわけで、それだけに取り扱いにくいところがあった。壊れている部分と壊れていない部分とは交互に混じり合っていて、その見分けは難しかった。物忘れはひどかったが、忘れないで覚えているところもあった。」

彼女が靖の家にいるときには、一日に何回となく彼の書斎に顔を出す。「一度あなたに話しておこうと思っていたんだが」、といった前置きをして、すでに何回も聞いた話を持ち出す。彼にとっては取るに足らぬなんでもないことである。

孫たちを相手にしているとき、彼女は明治二〇年代に十七歳で亡くなった親戚の俊馬という少年の名をしきりに言う。孫が「好きだったんでしょう」とからかうと、「ちょうどあんたぐらいだった。でも、年齢は同じぐらいでも、あんたたちよりもずっと優しかったし頭がよかった」とやり返す。

靖に向っては、けっしてそんな話をしない。彼女が孫と「俊馬さん」の話をしているとき視線を向けると、そこには、ためらいと、はにかみと、一種の思いつめたようなものが感じられ、本当に少女のころ俊馬少年を好きだったのだ、と彼は思う。その思慕をこの年齢まで持ちつづけたのかという感慨に打たれる。一生をともに暮らした夫のことは、きれいに忘れてしまっている。

彼の解釈は、老いが消しゴムを握っていて、母親が一生歩いてきた長い線を、つぎつぎに手近いところから消していく、というものだった。

靖は弟や妹の家族と一緒に伊豆の川名ホテルで、母の八〇歳の祝いをする。桜が満開という日だった。晩餐のあと、女と子どもたちは夜桜を見に行く。一人寝台に坐って残る母のハンドバッグには、薄汚れたノートが一冊あり、父の筆跡で記された香典帳だった。しかし母にはその記憶はない。翌日、郷里の父の墓に参るが、母には無理だろうということを話すと、お墓参りは堪忍してもらうという返事とともに「それにもう、この辺でおじいちゃんへのお勤めから放免してもらいましょう。ずいぶんいろいろなことしてあげたものね。もういいでしょう」と、答えが返る。

そのあと、空間の一点に目を据え、雪の降っているときに迎えに行ったこと、毎日お弁当を作ったこと、軍人の長靴を磨いたことなど、夫から受けた苦労の断片を、どこか怨ずる口調で話すのだった。

「月の光」は、靖の母が八五歳になったとき書かれた。

彼女は五年前に比べて身体全体はいくらか小さくなった印象はあるが、体力の衰えは感じられず、上の前歯二本が義歯に替わった以外変わりはない。眼鏡なしで新聞を読むところなぞ、四人の子どもたちがとうてい及ぶところではない。

世話をする子どもにとり鬱陶しく思われるのは、母がいま口に出したことを忘れ、何回でも同じことをくり返すのはいいとして、その事実を、絶対に、彼女自身が納得しないことである。こちらの言うことは瞬間、瞬間に受け取っても、その瞬間だけのことですぐ忘れる。

世話をしていた妹は「同じことさえくり返さなかったら本当にいいおばあちゃんだけど」と嘆く。しかも返事をするとなると同じ返事ばかりしないといけなくて、返事をしないと怒って憎まれ口をたたくのである。

今のことを忘れるだけではなく、彼女はその歩んできた長い人生を、七〇代、六〇代、五〇代というように歩んできた方向とは逆方向に消しはじめているのを、靖たち兄妹は感ずる。

彼女が郷里で、靖の上の妹夫婦と住まうようになって四年したとき、在米五十余年の彼女の弟、つまり靖にとって叔父の啓一が、妻とともに帰国した。母はこの弟が一番の気に入りでその帰国を待ちかねていたのに、彼がいざ帰って、すぐ近所に家を建て住みはじめると、あまり悦ばない。はたして実際、その弟が帰国したかどうか怪しいものだ、そんな思いが心のどこかにあるように見える。弟の名を呼ばず、アメリカさんと呼んだ。その呼び方には多少の軽蔑感がこめられている。

アメリカさんは、姉にはじめは優しかったが、予想より老耄の度合いがひどく、あまり同じことばかり喋られると、三度に一度は叱らずにはいられない。「もう二度とあなたのような、わからずやには会いませんよ」、そんなことを言って帰っていくことがあった。しかし、アメリカさんが姿を見せない日は、何度でもアメリカさんの家に押しかけていく。今訪ねていったことを忘れ、すぐまた出かけていくのだった。

啓一が帰国して二年目になった。母の世話をしていた妹が音をあげて、彼女は東京に移され、さらに孫娘のいる軽井沢の別荘に移される。郷里に帰りたいという願望は、東京でも軽井沢でも毎日発せられる。

　ある日、散歩の途中女のひとに道を聞かれたという幻覚が生じる。その女のひとは今頃どうしているかしら、としきりに言っていたが、夕食後彼女の姿が見えない。みんなで探すと、その小さな姿が路地の遠くのほうに小走りに駆けているのが見つかった。

　軽井沢にはひと月過ごしただけで郷里の家に帰ることとなる。着の身着のままでバスの停留所に行こうとしたり、「こんなところにいなければならないのなら死んでしまったほうがましだ」、と不穏なことを口走るからだった。

　郷里に落ち着くと静かになったが、のちに訪れた靖は、母が東京に行ったことも軽井沢に行ったことも完全に忘却しているのを発見する。

　年改まって、八五歳を迎える母を囲むため兄妹たちが集った。母は、世話をしている娘を「おばあさん、おばあさん」と呼びはじめているばかりか、幻覚を持ちはじめてもいた。客が来てもいないのに、客に出すためのお茶の支度をしたりした。

　五月、啓一が急死する。野辺送りをした晩、親せきや近所の人たちが集まって酒宴を開いていると、血相を変えた母がやって来た。亡くなったのは啓一だというが、どうして、それを自分に教えてくれなかったのか、と詰問する。そんなことはない、自分でもアメリカさんには気の毒なことをしたと言っていた、と諭しても聞かない。

　家に連れ戻したと思ったら、見えなくなった。さてはとアメリカさんの家に行くと、啓一の写真を飾った仏壇の前に坐って顔を涙で濡らしていた。しかもその晩さらに二回もアメリカさんの家を訪ねたのだった。

葬儀のあと二日して、靖は妻を遺して帰京した。用事を済まして夜遅く家に着くやいなや電話で妻から知らせがあった。母が、「やすしをここに寝かせておいたのに居なくなった」と言って騒ぎ出し、夜中に居なくなったのである。彼女は、白い月光を浴びて、嬰児の靖を求めて歩いていたのだった。

「雪の面」は、八九歳で他界する母の終末期の記録である。

最晩年の四年のうち前半の二年は老耄も烈しく周囲の者をてこずらせるが、後半の二年は体の衰えとともに老耄そのものがエネルギーを失い、静かな明け暮れが母に訪れる。

八六歳の頃、また一度二〇日ほど東京の靖の宅で過ごすことになる。毎日郷里に帰ることを主張するのは前回同様だった。夜彼女を寝かしつけるのは孫娘だが、母は孫娘を自分よりも年上の女中か侍女のように思っている節があった。

また思慕の対象であった俊馬の話をすることもなくなった。靖は、彼女の年齢が、十代からさらに降りて、祖父の盲愛を受けて育った五、六歳の頃の性格に戻って、自尊心のつよいわがままな幼女の性格を示すだろうと推察する。しかし、彼女が深夜に起き、懐中電灯を手に持って家族の部屋を回りはじめたため、郷里に帰すこととなった。

ところがじつは、郷里においても、彼女は一晩に二回も三回も起きだしてきて、家族の部屋をのぞき、台所や納屋を徘徊してから自分の寝間に戻る行動をくり返していたのである。

この行動については、子どもになって母親を探すのだという説と、母親が子どもを探しているという説が出されるが、当人に訊ねてもそんなことは知らないという答えが返るばかりだった。

世話をしている妹に事情ができて、母はもう一度東京に戻ることになった。半月ほどしたある朝遅く、一緒にお茶を飲もうとした靖に母は突然言う、「このあいだまでそこで毎日書きものをしていた人は亡くなりましたね」。靖以外にそんな人はいない。その人はいつ亡くなったのかと聞くと、三日前だという。そう言われれば、仕事机はそこに座る人が座らなくなって三日ぐらい経った整頓さを見せていた。ちょうど泊まり客や、訪問客の声が聞こえ、人影も見えがやがやしている。

このとき、靖は、母が「状況感覚」のなかに生きているのではないかと思う。ここには彼女がこの家の主人が亡くなって三日目であると思わせる感覚的データがある。そうしたデータによって彼女は自分だけの世界を造り上げ、その世界に生きはじめているのではないか。

母の八九歳の秋、靖が郷里の家に泊まった夜、母に「雪が降っていますね」と声をかけられる。星空で、裏庭の叢ではすだいている虫の声が聞こえていた。母の部屋で炬燵を挟んで向かい合って坐ると、「雪が降っていますね。一面の雪」と言われた。

靖は、いつか東京の家でそうであったように、母は「状況感覚」のなかに生きていると思う。二人を取り巻いている夜の静けさは、雪でも降っている夜の静けさに通じていないでもない。

靖が母と二人きりで時を過ごしたのはこれが最後だった。

2

井上靖が母について行なった洞察——母は「状況感覚」のなかに生きている——は、人間観察を行なう彼の眼と解釈の確かさを示している。

前回、阿保順子『痴呆老人の創造する世界』からの引用では、ある認知症女性にとって、置畳は町の公会堂であり、消火器の所在を示す赤ランプは、彼女の住んでいた町の駅であった。「状況感覚」の示唆する状況は、靖と母とで、まったく異なってもおかしくない。それは、ハーバード大学の脳科学者スティーブン・コスリンが指摘したように、わたしたちは見るもの、聴くもの、触るものからなる世界のなかにいると思っているが、わたしたちの脳は、経験と記憶から世界を創っているからだ。

それどころではない。唯識の深層心理学を作った大乗仏教の学僧たちは、より直截に、わたしたちの深層意識アラヤ識（脳）が世界を仮構していると述べている。

靖の母の物忘れや幻覚は、アルツハイマー型認知症という「病気」なのか、「老耄」の程度の進んだ現れなのか。

看取り医の視点からは「老耄」説に一票を入れたい。

死亡診断書に「死因」を書く際、「老衰」ではなく、心不全、肺炎、尿路感染症など「病名」を書くべきだとされたことがあった。だが、「病気化」するかぎり、そこには治療に努力するという倫理的要請が生ずる。それは、あくまで延命努力を行なうというイデロギーに結びつきやすい。

実際には、八〇代、九〇代の高齢者は、高血圧、動脈硬化症、認知症、くり返す肺炎や尿路感染症など、複数の病気、合併症をもっているのがふつうである。そしてその中核には進行する老衰がある。

3

さて、人間のあらわす現象が病気であることを証拠づける方法として、臓器の組織や細胞レベルでの形態変化を観察する病理学的手法がある。がんの治療には不可欠な診断手段と言える。

アルツハイマー型認知症の脳組織の特徴的変化は、アミロイドたんぱくの沈着（老人斑）、黒い炎のように見える神経原繊維変化、神経細胞の変性・消失の三病変だとされている。ところがこれらの病変は正常な脳であっても見つかるものであり、加齢とともに増加していく。

つまり、「病気」と「加齢」との間に連続性があり、どこかで切ることはできない。もし病気説をとるならば、以下の二つの状況を説明することが難しい。

第一に、病変は軽いものから重度のものまで、ステージⅠからⅥまで、六つのステージに分けられている。しかし、六七八人の修道女の脳を調べた「ナン・スタディ」では、ステージⅤからⅥの最重度の病変を示した修道女の三分の一には、アルツハイマー病の症状はなかった（スノウドン『100歳の美しい脳』一三一頁）。脳の損傷はごく軽かったのに、アルツハイマーの症状が重かった人もいた。

これに対して、加齢による老耄の現れだと考えれば、超高齢でも一方では元気な人がおり、他方では弱った人たちが多くなるのは自然な生物現象である。

第二に、アメリカでは八五歳以上の人は三分の一が認知症だとされ、九五歳以上では半数以上が認知症だとされる。アルツハイマー型認知症が大部分だ。

もしそうだとすれば、九五歳以上では、病気の人が社会の過半数を占め、正常人よりも多くなることになる。これは、病気の定義自体を変える必要に迫られる事態だ。病気はつねに社会の少数派であり、正常は多数派でなければならない。

生物の一生に必然の過程は、加齢だ。それに伴い老化は進み、いろいろな精神・身体症状が現れるのは自然である。そして、それこそが老耄の表現なのである。

認知症高齢者の判断能力

認知症高齢者には判断能力は保たれているのか。もし保たれているとすれば、それは、どのような事柄について、どこまで信頼できるのだろうか。認知症高齢者を診る私の気がかりな点ではあったが、長くわからないことだと思っていた。

前回、井上靖の『わが母の記――花の下・月の光・雪の面』を例にとり、二〇年近い長い期間に徐々に進行する「老耄」の姿を観た。

靖の母は七〇歳代に直前のことを忘れて、同じ話をくり返すようになる。だが最晩年、秋の夜に雪が降っているというような幻覚（靖によれば「状況感覚」）が生じても、それなりの会話を交わすことはできた。

この段階で、彼女には自分の身体に加えられる措置、たとえば、胃ろう設置という提案について、「イエス」「ノー」を判断し、表明する能力はあるのか。もしあるとすれば、彼女の判断は、倫理的拘束力をもつことになる。彼女の周囲の者にとって、この問いは、現実の重要性を帯びる場合がある。

胃ろうという問題

1

私の外来に通う九〇歳近いアルツハイマー型認知症の女性がおられた。長谷川式認知症スケール（HDS-R）では重度の認知能力低下がみられたが、陽気で、剽軽で、ほっほっほという笑いかたをされ、彼女とのおしゃべりは楽しいものだった。息子さんが忠犬ハチ公のように付き添っていて、護衛でもあり情報源でもあった。

この年代で認知症になると、嚥下機能も徐々に衰えてくる。彼女もあるとき誤嚥性肺炎をおこし、地域の急性期病院に入院した。見慣れぬ場所に来たため不安だったのだろう、入院当夜、せん妄状態になり騒いだため、拘束された。

人手の足りない地域中核病院では、他の入院患者への配慮もあり、せん妄を起こす患者は迷惑だ。彼女の退院に際して、受け持ち医は、迎えに来た息子に、誤嚥性肺炎を防ぐため、彼女に胃ろうを造ることを提案した。

「主治医の意見を聞く」と息子は答え、彼女を伴いまた外来に来た。私は彼女の退院を祝すと同時に、その食欲、便通、睡眠などを尋ねながら、肺炎を防ぐためには、小さな穴をお腹に開けて管で栄養を入れるのがよいという人もいるが、あなたはどう思うかと尋ねた。

予期してなかったことが起こった。

彼女は顔を顰めて「いや」といったのである。それは、即座の返答であった。白状すると、私はそのときまで、重度の認知症高齢者には、胃ろうという難しい問題を考える能力があるとは、あまり期待していなかった。

この嫌悪の情動の表出に興味をそそられ、続いて何人かの認知症高齢者に、胃ろうについての意向を訪ねると、やはり嫌な顔をして断る人が多い。都立松沢病院の認知症センター長、新里和弘さんに話して、胃ろう設置について認知症高齢者の意向をさらに多くの人について調査してもらった。

彼の観察でも、「いやだ」というときに嫌悪の表情を浮かべる人が多かった。合計七〇名（HDS-Rは平均一四点）を調査したところ、五七名（八一・四％）ははっきりと胃ろうを拒否し、判断保留七名、返答不能三名、「先生にお任せします」「医者の言うことだったら聞きます」という消極的承諾三名だったが、積極的に「はい」という人は、まったくいなかった。

さて、認知能力の落ちていない高齢者（五六二人）に、認知症になり食べられない状態を想定してもらうと、やはり八〇％が「自然の寿命に任せて欲しい」という選択をするのである。[1] わたしたちは、高齢者が胃ろうを拒否するのは損得をじっくり考えた意思決定ではなく、「いやだ」という内部感覚を伴う直感的な判断であろうと考察し、専門誌で発表した。[2]

2

この調査には、それを要請する社会的背景があった。

現在、日本では胃ろうを設置した人が五〇万人を超えるが、その圧倒的多数が認知症高齢者である。綿密で、きわめて信頼性の高い調査を行なった東京大学大学院死生学・応用倫理センター特別研究員、会田薫子の『延命治療と臨床現場』[3]によれば、胃ろうを始める際に患者本人がそれを理解していたと思われることは、ほとんどの事例で認められない。つまり本人の意思が介在していないのだ。

このことは、胃ろうについての説明と同意（インフォームド・コンセント）の実態を見るとうなずける。二〇一三年に出された報告書によると、胃ろうを設置した一四六七人のうち、「覚醒していない」患者が四割、「一日中ベッドで過ごす」患者が七割にのぼる。つまりインフォームド・コンセントは、本人ではなく、家族に対して行なわれるのがふつうである。[4]

胃ろうを造られる本人の意向を確かめないと、何が起こるか。

家族には、「生きていてくれることがうれしい」という気持ちと、「本人にとって幸せなのかわからない」という懸念とが同じぐらいに生じることになる。六割ちかい家族が、「困っていること」として「本人の気持ちがわからなかった」を挙げている。さらに「自由回答のなかには、本人の意思が確認できないなかで重要な決断をした家族の精神的負担が多くつづられていた」という記述もあり、本人が喜ぶかどうかはっきりしないような医療措置を、家族が代理で承諾してしまうときの悩みが浮き彫りにされている。

詩人の藤川幸之助さんはそれをつぎのように表現している。

ただただ母は生きながらえて
母は幸せだったのだろうか
せめて死ぬとき正気に戻り
「お前が側にいてくれて幸せやったよ」
と、母から言ってもらいたい
「心配かけた分、母さんおれは頑張ったぞ」
と、母に伝えたい[5]

3

わたしたちの論文に対し、二種類の疑問が寄せられた。一つは認知症高齢者の言うことは変わりやすいのではないか。二番目は、彼らには「理性」がないのではないか。

たしかに、認知症高齢者の語ることには危うげなところがある。とくに、「状況感覚」が、周りの人とずれている場合にその印象がつよい。老人施設に住むある女性の場合、午前に「私は今日高島屋に行ってきた」と話すかと思うと、午後に「そんなお金、私ありません。これから家に帰らせていただきます」などとおっしゃる。

胃ろうについての選択が変わるかどうかは、実際に時間をおいて聞いてみなければわからない。ちょうど、ある老人ホームで、入居者に胃ろうについての意向を聴く調査をしていたので、同じ質問を三か月から半年間をおいて行なったところ、「いや」という拒否回答が断然多い傾向は変わらなかった。[6] 同時に、時間を空けると言語的コミュニケーションが不能になる場合が、無視できない割合で現れてきて、胃ろうについての意向は、早期に確かめておく必要性が浮かび出てきた。

理性（reason）の問題はややこしい。それは、ひとつには、「理性」の解釈が哲学者によりちがうからだ。

デカルト、カントなどの大陸の哲学者たちは、理性を、いわば抽象的概念を操作する能力と考えていた。カントの理性は、広義には、感性に対立し自発的に思考する能力であり、狭義には、推理し、原理を問い訊ねる能力である。それは目に見えない概念を使って考える能力であり、さらに広くはコトバを使う能力と考えてもよいだろう。現実の生活では、何か物事を計画するとき、それぞれの項目について費用と便益を、つまり俗な言葉では損得計算をする場合に必要になる。

もしそうだとすれば、コトバを使う動物はヒトしかいないから、人間と他の動物との間には、超えることの絶対不可能な深淵が生じる。

デカルトは「理性すなわち良識が、わたしたちを人間たらしめ、動物から区別する唯一のものである」と確言している。[7] 彼によれば、理性的思考をすることが、神から与えられた人間の本質である。わたしたちの理性的な精神（魂）は、動物的な身体とは無関係に存在できる。つまり、精神は、理性的で、永久に、変わることなく存続する実体から成り立ち、身体は滅びるべき物質から成り立っている。したがって身体から生まれる情念は、人間には本質的ではない。

この「理性」解釈は、神が一万年ほど前、世界を一週間で創造したとし、人間の霊魂の不滅と最後の審判を説いた一神教のドグマには整合する。しかし三〇億年以上かけて展開した生物進化という覆しようのない事実からは受け入れがたい。ヒトとチンパンジーとは、ゲノム解析では、約三〇億の塩基対の配列で見て、一・二三％しか違わないことが確定されている。京都大学霊長類研究所の松沢哲郎教授によれば、「人間は九八・七七％チンパンジーである」。

また、認知症高齢者を身近に観察すれば、精神が理性的で永久に存続する実体とは、とうてい言いがたい。脳の機能としての精神は、加齢とともに、「理性」も思考能力も失う場合がままある。デカルトは、ここでも実際からかけ離れた考察をしている。

これに対し、イギリス経験論のヒュームは、「理性」を、動物が自分の置かれた状況を判断し、生存に最適な行動をとる能力だと考えた。そうなら、生物進化と生存という視点からは、もっとも原始的な生物からヒトに至るまで、それぞれのレベルにおいての「理性」を行使しているといえる。

近年の動物行動の研究が明らかにした事実は、動物たちがさまざまな状況に応じて、自主的に判断し、生存に適切な行動を選択していることだ。

たとえば、鳥のなかには性成熟したあとにも親元にとどまって、つぎに生まれてくる弟や妹の育児を手伝う個体がいる種類がある。つまり、生殖衝動を抑えてヘルパーとして働くのだ。ハチクイ鳥にその例がみられるが、ヘルパーの手助けがあると、生まれた雛が幼鳥の時期を経て、若鳥にまで成長する確率が格段にたかくなる。ヘルパーになるかどうかの判断は、理性のなさしめる業としか考えようがない。[8]

4

認知症高齢者の胃ろう設置に対する反応は、しばしば嫌悪の表情をともなう「いや」であった。

この観察は、「情動」(emotion)とは、外界からの刺激(情報)に対する、「すき」「いや」といった主観的な内部経験と同時に、体内のさまざまな生理的変化や表情・運動・行動として表現されているすべてを指す、というアントニオ・ダマシオの定義[9]に整合する。

受験勉強で苦労してようやく志望の大学に合格したとき、飛び上がって喜ぶのは不思議ではない。情動は、受験生が感じている喜びの感覚、表情、態度、胸の鼓動、手をたたくなどすべてを包括したものを指す。情動は、外部の者が観察できる。

ヒュームの唱える「理性」によれば、受験生は自分の置かれた状況を判断し、生存に適した行動をとる能力をもつのであるから、当然、入学手続きをとるだろう。それをしないで、入学金を飲んでしまうのは非理性的である。

また、この例は情動と理性の関係をも示している。受験生にとっては、入学し、自分の志望する分野へ進みたいという気持ちは、その方向へ進むことがひろい意味で「すき」「好ましい」だからと言えよう。それは、情動を構成する内部感覚である。入学のための一連の手順を考え実行するのは、情動によって背中を押された理性的働きである。

つまり、理性と情動を峻別することは、しばしば不可能である。

わたしたちは、情動とほとんど同義的に、感情（feeling）というコトバをしばしば使うが、これは、自分の経験している内部感覚を言語表現する場合に用いるもので、外部から観察できる情動とはちがうという。ややこしい話ではある。

5

デカルト、カントは理性を用いる判断には情動は関与しないと考えたようだが、社会におけるさまざまな人間関係についての観察はそれを支持しない。

群れ、とくに社会をつくって生きるヒトには、周りの個体に対し、嫉み、憎しみ、恥ずかしさ、愛しさ、憐みなどの「社会的情動」が生じている。

カントはその義務論的倫理観に基づき、ただ可哀そうだという惻隠の情から苦しんでいる人を助けるのは、倫理的に不充分だと言っている。彼自身が倫理的人間だったのは確かであるが、医師としての私は彼の所説には同意できない。なにはともあれ、可哀そうだという気持ちが生じなければならない。苦痛を取り除く努力は、医師として訓練された者には、多くの場合自明な倫理的行動である。

生存に適切な判断と行動には、社会的情動が必要であることは、脳の腹内側前頭前野を破壊された人たちについての観察が証拠づけている。つまりそのためには、恥ずかしさ、当惑、罪悪感といった社会的情動が欠かせない。

ダマシオが挙げたフィアネス・ゲージの例は歴史的に有名だ。彼は有能でバランスの取れた性格の若者で、将来を嘱望されていたが、一八四八年夏、道路工事の監督をしていて爆発事故にあい、砂たたきの細い鉄棒が、一瞬の間に、頭蓋の底部から入り、大脳前部を貫通して頭頂から突き抜けていった。彼は気を失うこともなく、知力も、身体能力も損なわれなかった。しかし人格が一変し、将来の段取りを考えられなくなり、社会的に顰蹙を買うようなことばをご婦人の前で平気で言うようになり、けっきょく自滅する。脳科学者たちは一世紀以上たってから、彼の頭蓋骨を手に入れ、三次元画像を復元し、腹内側前頭前野が破壊されていたのを示した。

徳川時代の歴史を振り返ると、狭く、貧しい社会で大勢の人間が平和に生きるためには、恥ずかしさを敏感に感じる倫理意識が必要であったことを教えてくれる。

倫理意識は、生存戦略意識という側面が濃い。ハーバード大学公衆衛生大学院に私がいたとき、アメリカ人大学院生が、よくぞそんなこと聞いて恥ずかしくないのかとおもうような、つまらぬ質問をするのに感心したが、日本に帰ると、逆に恥ずかしいのか質問がない。恥ずかしさの感覚の差は、広大な「開放系世界」で他者と競争する生活と、狭い「閉鎖系世界」で他者に気を遣う生きざまへの適応を示すものだろうか。

日本は、アメリカの約三〇分の一、カリフォルニア一州ぐらいの面積で、その約七割五分が山地である。日本人口の約二倍のアメリカでは、収監されている囚人数は二三〇万人であるのに、日本のそれは約七万人で何年も変わらない。この事実にも倫理意識の差が反映しているように見える。

6

看取り医として私が診てきた認知症高齢者は、自分の身体に加えられる胃ろうという措置に対して、言語的コミュニケーション能力が残されているかぎり、意思表示が可能であった。「いや」という割合が、認知症であっても、非認知症であっても、いみじくも八割だったのが偶然だったと、私は考えない。

苦痛を伴う外部からの措置が自分の身体に加えられるとき、それを直接に感じるのは「自分」しかいない。そして、その措置が自分に加えられることを思い描くことができるのも「自分」しかいない。その脳裏に映された外界からの情報に「好き、嫌い」を感じ、取捨選択する能力は、短期記憶のような認知能力とは別の、生物進化を通じて伝えられてきたものであろう。

胃ろうを勧める医師も、それに従う家族も、認知症高齢者の自分の身体に加えられる措置に対する「すき」「きらい」を表明する能力を過小評価しているように見える。

その能力が、生物進化の歴史を通じて動物が保有してきた、外界からの刺激・情報に対する選択能力であることに、気づいていないからではないか。


看取り医は、死に至る経過が苦痛のないよう気遣うとともに、本人の死後、残された家族に悔いの残らない配慮をしなければならない。

胃ろうを本人が望んでいたかどうか不明な場合、藤川幸之助さんをはじめとして多くの遺族は、亡くなった本人の意向を尊重したのかという疑いに悩むのであった。

認知症高齢者が胃ろう設置について前もって「いやだ」との意向を示しておき、自然な経過で亡くなった場合、遺族たちは本人の意向を尊重した看取りを行なったと感じ、例外なく、安堵し満足している。

生から死への過程を看取ることには、「いのちのバトンタッチ」という意味がある。バトンを渡す人もバトンを渡される人も、ともに満足する過程が「大往生」ではなかろうか。

（1）松下哲ほか「終末期のケアに関する外来高齢者の意識調査」、『日本老年医学会誌』36: 45-51, 1999.
（2）新里和弘、大井玄「認知能力の衰え——人の『胃ろう』造設に対する反応」*Dementia Japan*, 27: 70-80, 2013.
（3）会田薫子『延命治療と臨床現場——人工呼吸器と胃ろうの医療倫理学』東京大学出版会、二〇一一年。
（4）『胃ろう造設および増設後の転機に関する調査研究事業・報告書』平成二四年度、老人保健事業推進費等補助金、老人保健健康増進等事業、医療経済研究機構、平成二五年。
（5）藤川幸之助『徘徊と笑うなかれ』六四頁、中央法規出版、二〇一三年。
（6）大井玄、前田純子、新里和弘「胃瘻設置についての意向——特別養護老人ホームにおける悉皆調査」、『老年精神医学雑誌』25: 324-328, 2014. 本論文に寄せられた疑問、および理性と情動についてのさらなる考察は、拙著『呆けたカントに理性はあるか』（前掲）で述べた。
（7）デカルト『方法序説』九頁、谷川多佳子訳、岩波文庫、一九九七年。
（8）長谷川寿一、長谷川眞理子『進化と人間行動』東京大学出版会、二〇〇〇年。
（9）Damasio, A., *Descartes' Error*, pp. 127-164, Penguin Books, 1994.

ハトとわたし

1

目黒川緑道は、西から来る烏山川緑道と、北西から来る北沢川緑道が合流してできており、道に沿ってせせらぎが流れ、四季の花々が道をゆく人々の目を楽しませてくれる。起点から一キロほど東南に緑道を進むと、国道二四六線、つまり旧玉川通に交わり、そこで目黒川が暗渠から出てくる。その両岸には都内でも有数の桜並木が続いている。

目黒川緑道は私の気に入りの道であるが、首をかしげる点もある。あまりにも人間中心に清潔さを保とうとすることだ。私の清潔感覚は、少年時代、下肥を肥料として利用した農村で培われた。

途中にあるあずまや風の休憩所の付近に、公園内で野鳥に餌をあげるのを禁ずる表示が二枚もある。表示には二羽のドバトが描かれているから意味するところは明らかだ。餌の残りでネズミなど野生生物が増え、近隣への被害が報告されている。野鳥も過剰に繁殖し、「公園を取り巻く生態系」

に影響を与える状況になっている、という。さらに、近隣住宅に営巣したり、「糞公害」が多発するなど、区民生活に影響を及ぼしている、という理由だ。

そのせいかどうか知らないが、この頃ハトの姿を見かけない。ときにキジバトが、つがいであろう二羽並んでいるのを見かけるが、ドバトはほとんど見かけなくなった。

ドバトは、地中海周囲の乾燥地帯が原産のカワラバトが日本にも伝わったもので、江戸時代にはドバトと呼ばれていた。

目にするスズメの数も減っている。近所の二軒の住宅の間に、われわれ夫婦が「スズメのお宿」と呼んだ高さ三メートルほどの椿の樹があり、その奥に数本の木が繁みを作っている。いつもスズメの鳴き声がにぎやかだったのに、この頃はそれが聞こえない。

カラスもひと頃より見かけなくなった。代わりに頻繁に見聞きするのはヒヨドリである。ピーッピーッという鋭い鳴き声と、優美な波型の曲線を描き飛翔する姿は好ましいが、数十羽にもなる群れで短時間に木の実を食べつくす凄まじさには鼻白む。

そもそも「生態系」とは、ある地域に住むすべての生物と非生物的環境を総称する。生物は、物質循環やエネルギーの流れにおいて生産・消費・分解の役割をもっている。炭酸ガスを有機物に固定する植物も、有機物を消費するハト、ネズミ、ヒトも、死体や糞を分解する昆虫、細菌やカビもそれぞれの役割を果たしている。住民にとっての清潔というヒトのみを視点に入れ、他の生物を切り捨てるのは、神経質すぎないか。

いずれにせよ、かつてない速度で多様な生物種を消滅させ、この地球の生態系をも急激に変えているのは、ヒトである。

2

「日本という国は滅菌消毒（sterilized）されている」というインド人の感想を英字新聞で読んだことがある。なるほど二〇一四年一一月に訪れたインドでは、ベナレスをはじめ地方都市で人間、牛、犬が同じ場所に共存していた。牛の糞が落ちているそばで汚い身なりの人間が横になっている。そのそばに牛がうずくまっている。犬もうろうろしている。すぐ横をバイクが走っている。

いろいろな文化で動物との共存状態が変わるのは、その文化が生じた起源、伝統、宗教的価値観、生活様式などによるのは当然だろう。インドでは牛は神聖だ。殺さないし、食べない。尾長猿の一種ハヌマンラングールも保護され、ヒトと共棲しているようにも見える。

それればかりではない、ムンバイの国立公園には、確認されただけでも三五頭のヒョウがいるという『インターナショナル・ニューヨーク・タイムズ』の記事もあった。ヒョウは野放しになっており、イヌなどの動物を襲って食べるが、たまにヒトも殺す。もともと彼らの生息地に人間が侵入していった経緯がある。ヒョウによる犠牲は、交通事故で人間が死ぬ数からみればまったく問題にならないし、住民も騒ぎ立てないという。

現在の日本社会では、むろん想像もできない状況だが、明治までの日本社会は生物との共生に寛容であった。

里山にはキツネやタヌキが住み、ツバメが農家の軒下に巣をつくり、野生のトキでさえ各地にいた。江戸末期に訪れた異邦人は、江戸が緑に恵まれ、人を恐れぬ野犬が多数はびこっていたことを記している。渡辺京二によれば、「江戸の犬の大部分は特定の飼主がいなくて、町内で養われている犬なのだった[1]」。

野犬ならば犬の糞が道に転がっていてもおかしくはない。第一、「糞公害」などというコトバはなく、人糞は大切な有機肥料として売買されていた。屎尿を肥料として全量回収するため、都会の川でさえ汚れなかった。隅田川の水もきれいで、明治五年（一八七二）頃、遊覧船で飲むお茶には川の水を沸かしていたという。

糞便は肥料として大切という意識は濃かったのだろう。田舎道を歩いているとき便意を催すならば、肥料になるように田や畑に脱糞したという篤農家の年寄りの話を、子どもの頃聞いたこともある。

徳川時代、日本は鎖国していたが、里山をエネルギー源として大切に利用し、緑豊かな循環型社会を維持してきた。「滅菌消毒」をしないでも、適度に衛生的な社会を造ることは可能であった。江戸時代末、江戸の総人口は一二〇万人だったが、上中流に豊かな森林のあった多摩川には安定して大量な水が流れ、そこから水を引いた玉川上水が一年を通じて充分な水を供給していた。

当時江戸と比較できる程度の水道網があったのはロンドンだけだが、その規模ははるかに小さく、十九世紀になると水不足のため週三日だけ時間給水を行なうのだった。[2]

一八五〇年代、ロンドンでは下水道がなかったから、糞便はテームズ河にそのまま投棄された。上水道もテームズ河から引いていたから、不潔で危険きわまりない。実際、コレラの流行が何度か起こっている。一八四九年の大流行では、毎週二千人の死者が出ていた。疫学の父と言われるジョン・スノウが糞便に汚染された飲料水の危険性についてパンフレットを書いたが、ほとんど無視された。政府は、支出の増大と、個人の自由と地方自治の侵害を理由に動かなかった。それが動いたのは、一八五八年、悪臭があまりに強烈になり、河岸にある議会が使用できなくなったからである。[3]

今も昔も政治家が動かなければ、ことは容易に進まない。

3

昨年五月末、わが家のベランダにハトが巣を造ろうとしたことがあった。

妻が手招きするので彼女の部屋に行くと、窓の外のベランダでエアコンの室外機の下に、灰色で頸部が紫に光るドバトが、首を突っ込んでいる。翼には濃い青い模様が二本あった。黒いドバトが増えるなか、私の好む「二引き」である。

「いやぁね、家主に断りもなく勝手に巣を造ってもらうのは困るわ」

「面白いじゃないか、ハトが巣造りする材料は何かしら」

「こんなところで子育てして、糞だらけにしてもらいたくありません」

健全で清潔な生活感覚の持ち主には、怪しげな好奇心は理解できない。未完成の巣は、ごく細い中空の草の茎のように見える材料からできていた。一本の長さが一五から三〇センチ、重さが平均〇・二グラムで、四〜五〇本集められていた。

彼女と知り合ったのは、昭和二一年、秋田男子師範付属小学校五年の二学期が始まった日だった。当時、私の家族は学校から二キロほど離れた農村の借家に住んでいたが、水道もなく、上水は近所の井戸から汲んできて、大きな甕に蓄えていた。甕の水の中で、ときとして、ボーフラが上下しているのを見た。くみ取り式の便所は母屋から離れて建てられていた。

夏は埃っぽい土道を下駄履きで通学した。学校の廊下に上がるとき、土埃で黒くなった足は、戸口の外の洗い場で洗った。授業のときも体育で運動場に出るときも、全員がはだしだった。上履きなどというものが普及していない貧しい時代である。

彼女は、神戸から引っ越してきた子、という触れ込みで先生に紹介された。すっきりした都会っ子の服装で、白いソックスを履いていた。放課後下校の際、ソックスの底が黒く汚れていたのが印象に残った。

清潔感覚は、つまるところ、小さいころ育った環境に刷り込まれるところが大きいらしい。私は「田園の香水」と呼ばれる、熟した下肥の臭いに郷愁を覚える。

4

ほとんど半世紀近い前、北カロライナ州にあるデューク大学で血液学フェロウとして働いていたとき、鉛中毒を疑われた患者について相談を受けたことが何度かあった。同州は、禁酒法時代の精神を遺す「ドライ・ステート」で、レストランでも強い蒸留酒は出してくれなかった。当然のことながら密造酒も出回っていた。ただ、バーボン密造では、自動車の鉛の部品が、濾過に利用されていた。鉛はアルコールに溶け出る。密造酒の大量飲酒者は急性鉛中毒を起こすことがあった。中毒者の赤血球には特徴的な青い斑点が現れるので、その鑑別にお呼びがかかるのだった。

現在、急性鉛中毒は大きな社会問題ではない。だが、地域の飲料水が鉛に汚染される場合には、住民に健康問題を起こすことがある。とくに乳幼児は鉛暴露により脳の発達が抑えられる。知能や行動に現れる発達障害は、成人してからの暴力行為や犯罪につながる。

最近では、つい二〇一四年、ミシガン州フリント市で、上水源をヒューロン湖とデトロイト河からフリント河に切り替えたところ、老朽化した水道管から高濃度の鉛が溶け出し、六〇〇〇人から一二、〇〇〇人の子どもが鉛暴露を受けたという。子どもの血中鉛は5μg/dl（大人10μg/dl、1μgは百万分の一グラム。dlは〇・一リットル）が正常値の上限だが、それを超える子どもは二・四%から四・

〇％に増え、濃厚汚染地区では四％から一〇・六％に増えたという。[4]

しかしフリント市はアメリカの鉛汚染を示す氷山の一角だと、『ニューヨーク・タイムズ』のニコラス・クリストフ記者が指摘する。たとえば二〇一四年、ニューヨーク市郊外の児童の六・七％、ペンシルバニア州では八・五％、デトロイト市西郊では児童の五分の一が鉛中毒だった。さらに、二〇一二年、アイオワ州では調査された児童のじつに三二％が正常基準値を超えていた。CDC（米国疾病管理センター）の推計によると、アメリカ全体では、一～五歳の児童五三万五千人が鉛中毒だという。「鉛中毒は依然として米国における隠れたる流行病だ」と指摘する公衆衛生学者もいる。それなのに米国議会は、二〇一二年、CDCの鉛関連予算を九三％もバッサリ切ってしまった。さすがに抗議の声が上がり増額されたが、以前の予算の半分にすぎないと、クリストフは憤慨する。[5]

それでも、鉛の地域汚染を防ぐ観点からは、加鉛ガソリン使用が一九七〇年代に禁止されたのは大きな成果だった。

「公害」と呼ばれる毒性物質による地域環境の汚染が起こる場合、原因物質の科学的実証が難しい、行政側の対応が遅いなどの要因が重なり、被害を大きくすることが多い。ただ、水俣病の歴史を見ても、国の方針が経済発展を重視している場合には、被害者の声を無視しようとするダイナミズムが強く働く。一党独裁で、司法が行政から完全に独立していない中国では、それはさらにはなはだしい。

二〇一四年、中国内陸部・湖南省の人口四万人の大浦鎮の児童約三〇〇人の血液から、国の基準10μg/dl（米国の児童では5μg/dl）を超す鉛が検出された。中には30μg/dlを超す中等度鉛中毒の子もいた。地域の化学工場が汚染源と疑われ、児童の親や祖父母が対応を訴えたが、工場、地元政府から謝罪も賠償もなかったため、損害賠償の訴えを起こした。

これに対し、地元政府の職員が原告の家を訪れ、訴えの取り下げを迫った。「取り下げないと、生活保護を取り消す」、「訴えを取り下げれば、子どもたちの学費はいらない。賠償金も支払う」など深夜まで居座り、脅すような口調になることもあった。五三人の原告のうち四二人が取り下げ、二人が新たに加わり一三人が訴訟を起こした。九月の一審判決は20μg/dlを超えた二人にのみ賠償を認めたため全員が控訴した。

中国では、数年前まで、環境汚染の責任を問う集団訴訟は大半が受理されていなかったから、裁判にこぎつけたこの事例は、ひとつの進歩だという。(6)

5

昔、ドバトと濃密な関係をもって、数年間を過ごしたことがあった。

しかしそれは、こちらが一方的に、ヒトのために、ハトを利用するだけの関係である。

私が東京都に採用されたのは一九七一年一月だった。都立衛生研究所環境保健課に、「公害第一研究室」「公害第二研究室」なるものが新設され、公衆衛生学教室出身で医学部の同級生溝口勲君が第一研究室、私は第二研究室の主任研究員に任命された。

当時、東京都が抱えた環境問題のひとつは、前年、新宿区牛込柳町交差点付近の住民が「鉛中毒」に罹っているのではないか、という指摘がなされたことだった。

水道水が鉛に汚染されている証拠も、工場からの垂れ流し排水もないが、この交差点付近は交通渋滞がはなはだしく、大気中の鉛粒子を吸って鉛中毒になること自体は、可能性のひとつとして、調査されなければならない。

当時、ガソリンには、安くて効果的なアンチノッキング材として、四エチル鉛が加えられていた。車の排気ガスとともに鉛粒子が環境中にばら撒かれるとすれば、鉛汚染は局地的にはずいぶん濃厚になる可能性がある。

鉛による地域汚染を、ヒトよりももっと敏感に反映する動物がいたら、環境汚染指標動物として利用できるのではないかと、わたしたちは考えた。

その条件は、まず、ヒトに近い環境にいつも棲んでいる、多数いる、捕獲しやすい、鉛をヒトよりも多く摂取する、であろう。

以上の条件を満たすと見えたのがドバトだった。ヒトを恐れず交通量の多い場所にも棲んでいる。季節による移住をせず、行動範囲が狭い。体重当たりの呼吸量はヒトの十倍にも達する。歯がないから食べ物を砕くに必要な小石を呑み込む。小石は鉛粒子により覆われているだろう。

しかし、どのようにして多数を同時に捕獲するのか。まず野鳥の専門家の意見を聞いた。

当時、渋谷駅から遠くない南平台に山階鳥類研究所があった。吉井正主任研究員（故人）に相談すると、「ドバトは野鳥とは言いがたいですね」と苦笑いしながらも、早朝四時に、渋谷駅から東に延びた高架通路の下の空き地に来るよう指示された。ドバトは、高架通路の支柱から横に伸びた桁の上に巣を造るものも多数いた。バス停の間にあるその空き地には、餌をまく人をめざして、ハトが集まることが多かった。

前夜、若い同僚の関比呂伸君と駅付近のラブホテルに泊まり、約束の時刻前に現地に着いた。吉井さんはバレーボールのネットのように二本の棒の間にカスミ網を張り、それを地面に伏せた。ただ、棒にはバネが根元にあり、操作すると一瞬に半円を描いて反対側に倒れ、そこに群がっているハトたちを一網打尽する心づもりであるのが窺えた。

ところがである。わたしたちのやることを見ているハトは、警戒して、まったく降りてこないのだ。野鳥の専門家は、都会の鳥に完敗した。

結局わかったのは、こちらが撒く米を懸命についばんでいるハトを、素手で背中から摑むのが効率的だ、ということだった。ハトの警戒信号はバタバタという羽音だ。右手で、すっと背中から両翼を押さえ、左の脇下に挟む。捕まったハトは目を白黒させているが、周囲のハトはまったく無関心である。二羽捉えると、柱の後ろに置いた大きな布袋に入れる。面白いように採取できた。

しかし、ある日ハトを採っていると、愛鳥精神に富む中年の女性が二人近づいてきて、何をしているのかと詰問された。目が燃えている。ちょうど鉛汚染の少ない小笠原島にハトを移し、体内の鉛がどのくらい早く排泄されるかを調べる実験をしていたので、「あの、鉛汚染の少ない場所に移住させるところです」と答えた。彼女らはたちまち顔を和ませて、「そう、幸せになるのね」と承認されたのである。

こうして東京都心、郊外から集められたドバトの血液、大腿骨、腎臓中の鉛を測るのに数百羽を犠牲にしただろうか。

ドバトは、仰向けの姿勢に抑えられると、じたばたもがくのを止める。諦念が伝わってくる。関君は心臓に針を刺し、採血をする名手だった。

ある日採血をしたハトが仮死状態になったので、零下二五度の冷凍庫に放り込んだ。翌日その扉を開けるとハトは生きており動く。試みに研究所の中庭に出してやると、数分のうちに外に飛び去っていった。わたしたちは、ハトの生命力のつよさに黙した。

調査はのちに、体内に鉛が入ると、赤血球中のある酵素活性が敏感に抑制されるのを測定する方法に切り替えた。わずか〇・二ミリリットルの血液で鉛汚染の程度が推定できるので、翼の付け根の細い血管から採血するだけで殺す必要はなくなった。

渋谷や浅草寺のハトの血中鉛は、平均30 μg/dl 以上で、最高では80 μg に近かった。ヒトなら立派な鉛中毒である。これに対し、対象地域の所沢のハトは平均3 μg/dl で、正常な児童の値に相当していた。

ドバトは鉛の地域汚染を敏感に示す指標動物であると正式に報告したが[7]、ヒトについても発見があった。渋谷のガード下の靴磨きの人たちは、排気ガスを吸いながら、毎日何時間も仕事をしていた。彼らと仲良くなり、彼らの血液をもらい血中鉛と酵素活性を測ったが、正常値の範囲に収まっていた。

後年、ハーバード大学公衆衛生大学院にいたとき、ハトを多数捉えた話をエジプト人留学生夫婦に語ると、彼らは涎の出そうな顔をした。地中海沿岸地域では、ハト料理はデリカシーのひとつだという。

しかし私は、ハトを解体するときに、一度として、よく発達した筋肉を食べたい思いに駆られたことはない。地中海人たちの反応にも無感動だった。

いまだに、胸中深いところで、ドバトに対する罪の意識が根づいているのだろう。

(1) 渡辺京二『逝きし世の面影』、「生類とコスモス」四八一〜五二四頁、平凡社、二〇〇七年。
(2) 石川英輔『大江戸エコロジー事情』一〇八〜一〇九頁、講談社、二〇〇〇年。
(3) The Great Stink of 1858, Today I Found Out, www.todayifoundout.com/index.php/2015/
(4) Flint water crisis, Wikipedia, the free encyclopedia
(5) Nicholas Kristof, America is Flint, *International New York Times*, 2016. 2. 8.

（6）「公害訴訟　地元政府が妨害、中国鉛汚染　取り下げを要求」『朝日新聞』二〇一五年一二月一日。

（7）Gen Ohi, et al., The Pigeon, a Sensor of Lead Pollution, *Bulletin of Environ.*, Contam. Toxicol, 12: 92-98, 1974.

入院記――夕暮れの海の暗礁

1

昨年十月、かかりつけ医の診療所で毎年恒例の高齢者健診を受けると、胸部レントゲン写真に異常陰影が見つかった。

CTで精査すると、それは大動脈弓部にできた五センチ余りの動脈瘤だった。何年か前、私の右内頸動脈が完全に閉塞しているのが見つかり、動脈内壁に動脈硬化をもたらすアテローム沈着が進行しているのに気づいていた。私の動脈瘤は、硬くなった血管壁の弱い部分が嚢状に膨らみ、左肺に突き出していたのである。

だが、私にはまったく症状がなかった。胸痛、息切れ、咳、何もなかった。

四年前、脊柱管狭窄症による腰痛と左下肢の痛みに苦しんだ。そのリハビリのため、毎日身体を動かすことに熱心だった。歩き、走り、四股を踏み、ときに泳ぐばかりでなく、腕立て伏せを何十回もするという、高齢者のナルシズムが感じられる運動をしてきた。

流体力学の視点からは、高血圧と同じく、大動脈内の圧力を高める行為をせっせとしてきた。ふいごで袋を膨らますようなものだ。一年前には影も形もなかったところに、茸が成長するように、動脈瘤がむくむく大きくなりつつある様子が念頭に浮かんだ。

反射的に思い出したのは、明治時代に東京大学医学部のお雇い教師だったエルウィン・ベルツである。彼は内科学教授として森鷗外らの俊秀を教え、明治天皇の侍医の一人であり、伊藤博文とも親交があった。明治天皇の病状が進んだとき、彼がドイツから対診にはせ参じなかったのは、彼自身が胸部動脈瘤を患っていたからだった。

彼はつぎのように述べている。「動脈瘤は国によって多く見るところもあれば、少ないところもある……日本では、日本人の間にはきわめて少ないが、ヨーロッパ人には目立って多い」。そしてその治療については、「遺憾ながら、ほとんど徒労である」。

死の前日、自分のレントゲン写真をしばらく眺めていたが、「これで死ぬときは、たいていは非常に苦しんで、しかも喀血を伴うものだ。もっとも、急にくる場合も、あるにはある」と、落ち着いた口調で語った(1)。

その夜、彼は発作で目を覚まし、モルヒネ注射で痛みを鎮めてから、明治天皇に関する一文の結末を口述筆記したあと、翌朝穏やかに最期を迎えた。

2

その後の医療技術は、鷗外やベルッが想像もしなかった進歩を遂げた。現在では、動脈瘤があり、しかも石筍のように硬くなった大血管を、人工血管で置き換えることも可能である。ということは、大動脈にできた無症状の動脈瘤の対応に、患者の意向に応じて、選択肢ができたことを意味しよう。

まず、非対応という対応がある。

私の弟の診療所で地域医療に手を貸していたとき、私の外来を受診する七〇代後半の女性がいた。彼女には腹部動脈瘤が一年前に見つかり、破裂する危険性のある大きさまで成長していた。

無症状ではあったが、放置して破裂すると、致命的である怖れが大きい。血管外科医に診てもらうよう勧めると、彼女は動脈瘤と診断した若い医師が乱暴な言い方をしたので嫌だという。ほかの外科医に紹介状を書くからと勧めても、言を左右して承知しないのだった。

仕方なく、彼女の血圧を制御しながら、受診のたびに動脈瘤の大きさを測り、カルテに記載し、血管外科に診てもらうよう勧めるのが習いになった。にこやかで、少しハスキーな声で、東京の下町弁が感じられる口調の方だったが、頑として応じない。「ここまで大きくなったのだから破裂するかもしれませんよ、命にかかわりますよ」と、脅迫まがいに勧めても効果なかった。

弟が亡くなり、私も診療所を辞めてから半年ぐらい経ってから、地域の警察から私に連絡があった。独り暮らししていた彼女は、自宅で亡くなったのだった。死因は腹部大動脈瘤破裂だった。彼女に、「死生観」などという改まった考えがあったかどうかはわからない。ただ、自分の両親や知人の死は経験し、私の外来で、死の可能性は毎回ほのめかされたことは確かだった。最後まで無症状で、動脈瘤が突然破裂したのなら、瞬時の苦痛はあっても、出血で血圧が下がり、意識はすぐに失われるだろう。それは死に方として悪いものではない。

心残りだったのは、忙しい外来診療のため、彼女の想いをゆっくり聞いてあげられなかったことだった。

内科的対応も、その生きる目的や医療条件に応じて、適切だろう。

九州がんセンター名誉院長の大田満夫先生は、日本尊厳死協会の九州地区代表をもされていた。八五歳のとき、約五センチの胸部大動脈瘤が見つかったが、彼自身、胸部外科医であり大血管手術の難しさや合併症について知悉していた。

それ以前から、長年のよき伴侶であった夫人がアルツハイマー型認知症になり、日常生活に支障をきたしていたので、同じ建物であるが、認知症と非認知症高齢者がそれぞれの区画に住む介護付き老人ホームに入居された。彼は降圧剤で血圧を制御し、緩下剤をうまく用い、いきまずとも排便できるように注意し、定期的に動脈瘤の大きさを測ってきた。幸い、動脈瘤は大きくなる気配はなく、まったく無症状である。手術などの外科的対応を断り、破裂による自然死を希望しておられる。夫人はアルツハイマー病が近年急速に進み、夫と娘さんたちだけがわかるが、話はもう通じない。介護度も5に進んだ。しかし、おとなしく、皆から好かれ、本当に観音菩薩になってきたと夫は感じる。彼女はすでに涅槃にいる。

見るべきほどのものは見つ、やるべきほどのことはやりつ。

連れ合いの死を見届けたうえで、血管破裂でコロリと死ぬのも自然ではないか。

3

私は、胸部動脈瘤の診断を受けたとき、ただちに外科的対応に賭けることとした。

道元の「生死」の一節がある。

「生といふときには、生よりほかにものなく、滅といふとき、滅のほかにものなし。かるがゆゑに、生きたらばただこれ生、滅来たらばこれ滅にむかひてつかふべし。いとふことなかれ、ねがふことなかれ。この生死は、即ち仏の御いのち也」

われわれ夫婦は、幸い、それなりに活動的生活を送っている。私は、いまだに、「生きたらばただこれ生」の段階にいる。

外科手術という積極策の結果が何であれ、それは人知を超えている。「この生死は、即ち仏の御いのち也」。

川崎幸病院の「川崎大動脈センター」は、十二人の心臓血管外科医を擁し、二〇〇三年開設以来の大動脈瘤手術数は五四〇〇例を超え、大動脈瘤の診療実績において日本一であり、年間、二位の医療施設のほとんど倍近い数の患者の治療にあたっている。[2]

山本晋センター長は、私のデータを見て、数か月以内に手術を受けることを勧めた。それは、頭や腕に血液を送る三本の血管が突き出ている大動脈弓のすべてを、人工血管で置換するものだった。「動脈瘤は左肺に突出していますから、破裂の際には喀血が症状です。今手術すれば九九％成功します」という話だったが、私をいちばん安堵させたのは、彼が「私は職人です」と述べたからだった。

医療実績は確率的にしか表現できない。内容は平板であり、九九％に入ろうが一％に入ろうが、確率的な判断しかできない。

「職人」は、価値と誇りの込められた表現である。

法隆寺再建の棟梁をした西岡常一の例を挙げるまでもなく、日本は飛鳥の昔から有名無名、多くの優れた職人に恵まれてきた。本当の職人とは、その立ち向かう対象とほとんど一体化し、しかもそこに、信じられないような職人芸で、価値を付け加え、創造する人種、というのが私の理解だった。

硬化が進んだ大動脈弓は、喩えて言うと、擦り切れ、しかも砂利が混じって全体が硬くなった古雑巾の筒に似ている。それを切断し、人工血管で置き換え、縫い合わせる。

大動脈弓からは脳に行く頸動脈などの血管が出ている。血管を切断し、つなぎ合わす際、血管内壁にこびりついたアテローム（砂利）は、しばしば血流に乗って脳に行き塞栓を起こす。これにより、腕や足の麻痺から死に至るまでの結果が起こりうる。

ボロボロの動脈の外科的対応において、もっとも重要なのは、優れた棟梁である指導医の下で獲得する職人の技である。それは、細心の注意を払う努力と多くの症例を手がける経験を通じて初めて身につく。

私は、即座に、手術をうけることを承諾した。

4

十一月、心臓カテーテルを含む術前検査とインフォームド・コンセントを受けるため、数日の入院があった。

手術の内容と合併症の危険性について説明を行なった医師に、多少だが嗄声があることを告げると、それが急に現れたものかどうかを尋ねられた。

迷走神経の一枝は頸部を降り、大動脈弓の下を潜り、弓を持ち上げるようにまた上に登り、声帯に達しその運動を制御している。反回神経の名はそこから来るのだろう。その弓にできた動脈瘤が急速に大きくなるとき、反回神経を引っ張り、左の声帯が麻痺することがある。

クリスマスの翌朝、ひどい嗄声で声がほとんど出ないのに気づいた。年明けて音声学の専門家に診てもらうと、左側の声帯の麻痺があり、動脈瘤が反回神経を引っ張っている可能性があると言われた。

これを大動脈センターに伝えると、予定より数日早く入院することになった。用心のための術前経過観察だった。

入院に際して、読みかけていたティク・ナット・ハンの『理解する心[3]』を持ち込んだ。薄っぺらな般若心経の解説書である。

このベトナム出身禅僧の講話が好まれ、広く読まれるのは、その平易で詩的、絵画的で爽やかな比喩によるところが大きい。

存在論の中核、「在ること」、つまり“being”ひとつを取り上げても、彼の説明にはハッとさせられる。

「もしあなたが詩人なら、この一枚の紙の中に白い雲が浮かんでいるのを観るでしょう」といった出だしで、紙の中には雨、太陽の光、森、木こり、木こりの持参する弁当のパン、パンの元の麦、木こりの親、またその親など、諸々のつながっている存在が見えるはずだと言う。事実そこには、時間、空間、大地などのすべてが「共に在る」のだ。

紙が「在る」というよりも、紙には、「紙以外のすべて」が「共に在る」と説く。したがって、「在ること」"being"ではなく、「共に在ること」"interbeing"が、現実なのだという。さらに正確に表現するならば、「他の存在に関係づけられて在ること」なのだろう。

宇宙の諸々が「共に在る」というなら、なぜ、紙が「在る」というのか。宇宙が「共に在る」ならば、世界はつながった連続体として見えないのか。実際、現代言語学の創始者ソシュールは、あらゆる知覚や経験、そして森羅万象は、言語の網を通してみる以前は、連続体である、と考えた。たとえば、虹は日本語では七色として区別しているが、英語では六色、アフリカ・ローデシアのある言語では二色である。これらの言語を使う人は、虹を六色あるいは二色として見ている。言語の網で、連続した世界を区切って、「何かが在る」と言っている。そして、「それ」が在る、と言ったとたんに「それ」以外のすべてが捨てられ姿を消すのが言語の不思議である。

いずれにせよ、私が「在る」のではない。私には、私以外のすべてが「共に在る」のだ。

それは、人工血管という、まぎれもなく「私以外のもの」により、現在のぼろぼろな大動脈弓が置き換えられ、否定できない事実となる。

5

「終わりましたよ。手足が動きますか」という問いかけで、目覚めた。手も、足も、動く。実際の手術は、前日、六時間かけて行なわれたのだった。

術後、集中治療室では、ただちに歩行のリハビリが始まった。点滴と腹部からのドレーンを一本の移動する柱につないだまま、看護師と一緒に、二〇メートルぐらい先まで歩き戻ってくるのだった。

その間、「今日は何日ですか」と月日についての見当識の有無を確かめられ、場所の確認も行なわれた。高齢者が大手術を受けたあとに高率に生じる、意識の混乱は、いっさいなかった。集中治療室には一日いただけで一般病棟の個室に戻った。


術後、二つの意味で世界の体験が変わった。

まず、健康人なら、ものを飲みこむとき、両側の声帯がぴったり合わさっているから、気管に水や食物が入ることはない。私の場合、長時間気管挿管を行なったうえ、声帯の萎縮があるため隙間がある。食物を粥状にまで咀嚼しなければ呑み込めない。水もとろみをつけなければ呑めない。五分で食べていた朝食が四〇分もかかるようになった。

坐禅では、導入において、呼吸のひとつひとつに注意を向ける。日常、呼吸を意識せず対峙する世界とは、異なる感覚であり体験だ。同様に、一口の食べ物をゆっくり百回も咀嚼し、味と香りを楽しむのは、エネルギーを体内に入れるために、そそくさと食べるのとは、異次元の体験である。

はじめは全粥だったが、すぐ常食に移った。ご飯を口に入れ、噛みはじめると、滋味というか、ほの甘く、柔らかく、しかも優しい歯ごたえのある、親しい感覚が口腔内に広がる。病院食のおかずとの混ざり具合がぞくぞくするほど美味である。

ごく普通のおかず、炒り豆腐、鮭の塩焼、味噌汁などでもそれぞれの悦楽がある。食べることは、視覚、嗅覚、味覚、口から食道、胃の腑に至る全身の感覚器官を通じて味わう「世界体験」である。修善寺で吐血し、生死の境をさまよった夏目漱石がこの感覚を詠んでいる。

腸（はらわた）に春滴るや粥の味

もう一つの体験は、覚醒する際にとくに鮮明に感じたのだが、世界のあらゆる存在は私と一体だという感覚である。

これは、最初、ティク・ナット・ハンを読んだ影響かと疑った。親切な看護師が来ても、若い医師が話しかけてきても、ベッドや食事のトレイを見ても、自分がそこにいる。私はそれらに生かされている。同時に、言いようのない安らぎが身体全体を満たしていた。それは幻覚ではなかった。幸福な「存在感覚」あるいは世界体験、としか言いようがない。だれの顔を見ても、自然に微笑みがでるのだった。

ひょっとしたら、これこそ、「恍惚の人」の状態であったかもしれない。私の笑顔は、病室や廊下で看護師や他の患者の、リハビリ室で作業療法士の注意を引いた。

6

病棟は七階にあった。くの字型に曲がった廊下が通っており、病室、ナース・ステーション、リハビリ室、共同シャワー室、共同トイレなどをつないでいた。

廊下の屈曲部の一方は、デイルーム兼食堂に開かれ、反対側は、透明な壁を隔てて、エレベーターホールに通じていた。

この廊下は、リハビリ歩行を行なえるように工夫されており、廊下の一方の端からリハビリ室まで往復すると、一〇〇メートル歩く計算になるよう造られていた。

リハビリ室入口の横には掲示板があり、一往復するごとに、自分の選んだカラーマグネットを動かし、歩いた回数を忘れても、距離がわかる仕掛けになっていた。

一般病棟に戻った日は一〇〇メートルの歩行でくたびれたが、これは心不全のため胸水が溜まっていたからだった。数日のうちに心不全が治り、点滴が抜け、ドレーンが除去されると、廊下での歩行は愉しいリハビリ散歩になった。

リハビリのため歩いている人は、ほとんど何時もおり、同病の親しさで自分の体験を語ってくれるのだった。

彼らの話は、社会医学徒としての私には、病院を評価するうえで参考になる。

ある七〇代男性は東京近郊に住んでいるが、二〇日前突然、腹部大動脈瘤が破裂し、意識が戻ったときには、川崎大動脈センターで緊急手術を受けたあとであった。自分に動脈瘤があるとはまったく気づかず、高血圧と痛風制御の薬を服用していたのだった。「明後日退院します。先生には命を救われました」と感慨深げだった。

別の男性は、愛媛出身の八〇近い方だった。四年前腹部大動脈瘤の手術を受けたあと、毎年CT検査を受けていたところ大動脈弓に動脈瘤が見つかり、やはり、二〇日前に手術を受けたのだった。自分を機械屋ですと紹介し、帰って庭を観るのが楽しみだと語られた。

大動脈弓解離で一週前に緊急手術を受けた六七歳の男性は、一年前退職し、妻と人生を楽しもうと話していたのだった。酒と美味しいものが好きで、囲碁と旅行を愛するが、二年前に弟を同じ病気で亡くしていた。

五〇代の人もいた。岩手県出身の男性は、背中に刀を突きさされたような痛みを経験した。大動脈解離の症状であった。不動産業だが、人生をもう一度見直したい、と語った。

もう一人は松江市からの独身女性で、総頸動脈に動脈瘤があるのを健診で見つけられたのだった。小柄だがはっきりした目鼻立ちで、廊下を軽快に歩く姿が好ましかった。法律事務所に勤め、七七歳の母親との生活で、「母を看取るまでは、生きていなければなりません」と、私が一般病棟に戻った二日目に退院していった。

彼らは等しく病院の対応に満足していた。

7

嗄声は、社会的動物には不愉快な状態である。長時間気管挿管をしたあとでは必然に生ずるが、懸念したのは、左声帯麻痺が治ったかどうかだった。

術後五日目、姉に電話した。

八五歳の彼女は認知能力が低下した今でも一人で生活している。術前は、毎晩かならず電話し、食事、排便、睡眠、身体の痛みの有無を聞き、読書やデイサービスでの楽しみなどを尋ねていた。私の声がかすれているけれど、直れば元に戻る、と話すと、「だれ、だれが電話しているの」。「ゲンだよ、オオイゲンだよ」と連呼したが、わからない。

「あなたの弟のゲンだよ」と、少々絶望的な気分でくり返すと初めて認めてくれた。

「声がざらざらしていて、誰だかわからなかったのよ」

その二日後、嗄声が専門である耳鼻科の渡辺雄介医師の診察を受けると、声帯は両方動いている、とビデオを見せてくれた。「両側声帯に萎縮がありますが、これなら数か月のうちに、相当の確率で自然回復します。それでなくとも声帯にシリコンを注入する手術があります」というご託宣だった。

左の声帯も動いているなら、動脈瘤に引っ張られている反回神経を、手術の際に離してくれたのである。

職人芸のおかげで、私は術後、わずか十二日で退院した。

8

私の主治医は山本晋センター長だが、担当は河西玲央、藤岡俊一郎両医師のチームだった。彼らの優れた医療技術のみならず、この施設は、日本でおそらく最高級の病院サービスを提供しているとの印象を受けた。

私は、患者として、前立腺がんの手術など入院の経験が数々あった。同時に、一時社会医学を専攻した者として、病院というシステムが、患者に対し、どのような包括的サービスを提供しているかに関心を抱いてきた。それは、リハビリを含む医療、看護、介護そして社会に戻ってからの生活に配慮した有機的サービスである。

その評価には、自分の体験だけではなく、他の入院患者がどのような感想を病院のサービスについて抱いているかも、参考になる。同病の患者たちの経験を聞くことは、ひとつには、そこに意味があった。

医療サービスを評価するとき、私は三つの軸に添った観察をしている。①公平性――同じ病気の人ならだれでも利用でき、同じ対応を受ける。②有効性――手術やリハビリを含む効果的医療を提供する。③患者対応――優しいケアだけでなく、院外での生活、主治医との連絡などへの配慮、これにはメディカル・ソシアル・ワーカーの役割が大きい。

日本の医療は、いろいろ問題はあるものの、以上の価値軸から見て、世界でも一流の水準にある。[4]川崎幸病院大動脈センターは、その価値をおそらく最も高く実現していると思った。

同病院の石井暎禧理事長は一九六〇年代、日本共産党と対立した共産主義者同盟（ブント）に属して発言していたが、その正義感が組織にも流れていると感じたのである。

今回の入院は、自分は自分以外のものにより成り立っているという事実の確認と、「恍惚の人」という幸せな存在感覚を経験する機会であった。

（1）『ベルツの日記（下）』トク・ベルツ編、菅沼竜太郎訳、岩波文庫、一九九九年。
（2）『日本経済新聞』「日経実力病院調査」二〇一六年三月六日。
（3）Thich Nhat Hanh, *The Heart of Understanding: Commentaries on the Prajñaparamita Heart Sutra*, Parallax Press, 1988.
（4）日本の医療に対する、その公平性、効率、費用、患者への配慮などを総合した世界保健機関（ＷＨＯ）評価は、二〇〇六年、「世界一」であった。

気候変動──「ヒトの時代」に生きるとは

地球の温暖化が進行している。昨年夏、照りつける日差しのもとを歩くのが辛かった。八〇歳という齢のせいかとも思ったが、気象記録のうえでは根拠があった。観測史上最も暑い十年は、一九九七年以降に生じ、二〇一五年はその前年より暑かった。それに伴う豪雨や旱魃などの異常気象は、世界の各地で深刻になってきた。

内戦の続くシリアのアサド政権にたいする蜂起は、うちつづく旱魃のため農民が耕地を放棄し都市に流入したのに、政府の適切な対応がなかったのが重要な引き金になった。シリア・イラク難民はEUの難民受容能力を超えてしまった。

地球温暖化による影響の最も深刻な形のひとつは旱魃であり、中央アフリカ、西アフリカなどの広い乾燥地帯を砂漠化している。それによる社会の崩壊は、かつてない規模の難民移住として起こりつつある。難民の最終目的地は、やはりEUである。

1

二〇〇三年八月から九月にかけ、京都大学農学部石田紀郎教授に同行して、消滅過程の最中にあったアラル海をたずねた。

アラル海は、中央アジアのカザフスタンとウズベキスタンにまたがり、かつては世界第四の大湖で北海道と同じくらいの広さがあった。二つの大河、天山山脈に源を発するシルダリア河とパミール高原に源流のあるアムダリア河が豊富な水量を供していた。この恵みを受け、鯉やチョウザメなど毎年五万トンに近い漁獲があった。漁獲物は水産加工工場に集められ、ソ連の各地に出荷された。二〇世紀半ば、カザフスタンやウズベキスタンの乾燥した気候に適した綿作のため大規模灌漑工事が始められた。そこには、冷戦時代のマルクス・レーニン主義に基づく政治・イデオロギー的思惑が入っていた。つまり、共産主義は、知識の発達と科学技術の進歩を利用し、西洋社会や遊牧社会に勝ることを示そうとしたのである。結果、南の大アラル海に給水していたアムダリア河は、二〇〇三年すでに完全に断流しており、シルダリア河の水流はかつての三%まで減少していた。

アラル海の縮小は、人工衛星観測によりすでに指摘されていた。石田教授は一九八九年の国際会議でロシア人学者から「一日に二〇〇メートル水際が退いていった」と告げられ、それを確かめたいと思った。この年、アラル海は、小アラルと大アラルに分断されてしまったのである。以来、彼を中心に十年にわたるアラル海縮小による影響調査がなされたが、農学、経済学、生態学、医学、社会学などの背景をもつ多彩な研究者が参加し、シルクロードの国々という浪漫の霞に覆われた現実を伝えていた。

アラル海の急速な縮小がもたらす社会変化、健康影響、シルダリア、アムダリアの流域諸国の対応状況は、私の関心事でもあったが、現場主義を心がける社会医学徒として、まずは現地の情況を肌身で感じる必要があった。

わたしたちは、かつての漁村カラテレンに宿泊した。一面砂地である。丈の低い植物が藪を作り点在している。アラル海は、はるかな地平の彼方に立ち去って、もはや視界にはない。日中、太陽がぎらつき、気温は摂氏四五度を超える。昼近くになると、アラル海の方角の空に雲がポカリポカリと現れ、それらがつながり、やがて風に運ばれ見えなくなる。毎日毎日このようにしてアラル海の水が失われていくのだ、と納得がいった。

村の診療所の所長は、同村の人口が過去一〇年間に三五〇〇人から一五〇〇人に減っていると嘆いた。干上がった湖底からは砂嵐が舞い上がり植生の破壊をもたらした。地下水の塩分濃度上昇に伴い、塩分の過剰摂取のため、高血圧と尿路結石が多くなった。村の半分は尿路結石とおぼしき「腎臓病」にかかっていた。しかし、診療所には、尿の検査や、超音波による腹部検査を行なう設備がないのであった。

アルマアティに戻り、日本のＪＩＣＡ代表にアラル海縮小についての関係国の対応を聞いた。ソ連邦崩壊後の九〇年代初頭、アムダリア、シルダリアが通過する国々が独立してから、毎年、カザフスタン、ウズベキスタン、キルギス、タジキスタン、トルクメニスタンの関係五か国による水資源会議が開催されてきた。しかし年ごとに貴重になる水資源をめぐって各国の対立は厳しかった。欧米の援助団体が主催して毎年資源会議が行なわれ、毎年同じ顔触れの代表が列席し、毎年同じように話は決裂してきた。資源を収奪する技術は年々進歩する。しかし欲望を制御し、我慢し、助け合い、自然を今後長期に使おうという意識は、すぐには育たない。

その後二〇一四年の衛星写真で見ると、アラル海は見る影なく変貌していた。北部の小アラル海は残されているものの、本体の大アラル海は西の細長い水帯を除き消滅していた。

地球温暖化防止のため、温暖化ガス放出を制限する全地球的取決めは、二〇一五年の一九六国が参加したパリ協定で実現した。今世紀末の地球の温度上昇を、産業革命当時より二度以下に抑える目標を謳うが、実効あるものだろうか。国際エネルギー機関（ＩＥＡ）は、各国目標を積み上げても二・七度上昇すると予測している。

アラル海保全のため交渉に参加した国は、五か国に過ぎない。だが利害対立が解けぬままに、アラル海はその大部分が消滅してしまった。

2

二〇一五年末のパリ協定は、対立する国々が温暖化ガス排出制御という目標で、ようやく同意に至った点では画期的であった。

一九九七年、私は国立環境研究所所長だったが、当時、地球全体にまたがった温室ガス排出制限の取り決めに至るのは難しいと見ていた。それは、もっとも排出量の多い先進国と途上国が、それぞれ相入れない生存戦略意識に基づいて対立していたからだった。

その年、アメリカ議会は「アメリカ企業の競争力を妨げる国際的取り決めにはいっさい加わらない」と満場一致で決議した。経済競争の勝利は、環境対応よりも重要な総意であり、京都議定書からの離脱はその表明だった。「アメリカ例外主義」の感覚が強く残っていた。

これに対して、二〇〇八年十一月、中国の温家宝首相（当時）は、自国が二酸化炭素排出量でアメリカを抜き世界一になった事実を指摘され、「先進国の持続不可能な生活」を批判した。彼によれば、中国はまだ平均して貧しく、一人当たりの二酸化炭素排出量も少ない。たとえば、アメリカ人の排出量はインド人、中国人の七〜二〇倍である。二酸化炭素除去技術を先進国が無料で提供しないかぎり、中国にはそれを行なう経済的能力はない。つまり先進国が費用を支払うならば、排出を抑制しようという姿勢である。

温家宝首相の倫理的根拠は、地球の資源を利用し、環境を汚染する場合、途上国の人間も「平等」な権利がある、というものだ。そこにはアメリカと同様、快適さへの欲求がある。

一方、ブッシュ・アメリカ大統領（当時）は、自助努力で獲得した豊かな生活を楽しむ「自由」の権利がある、という。その根底には、世界には人間活動によって影響を受けない無限の広さと資源がある、という「開放系世界」の感覚がある。深層心理的世界認識と言ってもよいだろう。新大陸アメリカに移住した植民者は、そこに、人為活動に比べ無限と感じる広い土地が開け、豊富な資源があるのを見出した。そこでの生存戦略は、独立独歩であり自助努力であった。生存戦略意識は倫理意識でもある。この「開放系世界」の感覚は、現在でも、共和党の大統領候補者とその支持者に広く認められる。たとえば、二〇一五年の調査では、共和党下院議員団二七八名のうち、地球温暖化が人間活動によってもたらされた事実を受け入れたのはわずか八名だった[1]。

二〇〇八年、民主党のバラク・オバマが大統領になり、ようやく環境政策に積極的になった。翌年、温暖化ガス排出を、二〇二〇年までに二〇〇五年のレベルより一七％減らす方針を打ち出した。さらに二〇一四年十一月には、中国と協調し、二〇二五年までに排出量を二六〜二八％減少させることを約束した。他方、中国は、二〇三〇年までに排出量がピークになるよう調節することを公約した。インドさえも二酸化炭素排出量の制限を表明したのだった。

3

わたしたちホミニン（ヒト族）・ホモ属のホモ・サピエンス（現生人類）は、「ヒトの時代」“Anthropocene”という新しい時代を創り、そこに入っている。ほんの二〇万年前、アフリカのわずか数百〜数千人から出発して、七〇億人ほどにも増えてしまった。地球のヒトの個体数（人口）

はあまりに多く、技術はあまりにも強力になり、しかもわたしたちの生活はあまりにも密接に関連しあうようになっている。

わたしたちヒトは、自然の気候条件を変えるほど増大した意味において、今や「地質学的規模の力」に成長してしまったのだ。これから一〇万年後のヒトたちは、二〇世紀から二一世紀にかけての祖先の行動を、地質学的証拠と照合させて評価するだろう。

生物進化の過程を通じてヒトは、感覚的に把握できるかぎりは、危険にたいして優れた対応能力を発達させてきた。獰猛な野獣や毒蛇などの恐怖を生じさせる危険への対処は、比較的容易であった。目に見えない微生物を媒介したエボラ熱、エイズなど伝染性疾患に対してさえも、患者を見て社会的パニックを起こすなど、過剰なまでの危険感知能力がある。

地球温暖化の感覚的印象は地球のどの地域に生活するかにより異なるだろう。赤道に近い島嶼国家では、海水面上昇の影響を実際に体験している。サハラ砂漠以南の西アフリカ・中央アフリカ、中近東、南アジアなどでは、干ばつと豪雨・洪水を経験している。しかしこれら地域の国々は、過酷な体験に基づく悲痛な声をあげても、温暖化阻止に必要な国際的影響力は小さい。

一方、アメリカのように温暖化ガス排出量でも、国際的影響力においても大きな国では、国民が現在進行しつつある温暖化について、どのような感覚的印象を抱いているかが、重要な意味合いをもつ。なぜなら、バラク・オバマ大統領のあとに、人間が地球温暖化を引き起こしている事実を否定する人物が大統領として選ばれるならば、温暖化阻止の動きは遅れよう、いや、確実に手遅れになるからだ。

この意味において、最近、『ネイチャー』に寄せられた論文は、不吉である。すなわち、一九七四年から二〇一三年にかけての四〇年間、アメリカ人は暖冬を経験してきた。彼らの八割は、暖冬の好印象が夏の気温上昇による不快な印象に勝るという。つまり地球温暖化は、日常的には、快適だと受け取られている。したがって、気候変動を阻止しようという施策は、今後、酷暑の不快さが暖冬の快適さを上回る未来の時期までは、積極的支持を受けにくいだろうという[2]。

4

ヒトの文明はどのような気候条件で生まれ、発達してきたのだろうか。狩猟採集の経済から農作物を生産する経済に移らなければ、ヒトの集中する都市と文明は成立しない。そのためには、農作を続けることの可能な、安定した気候条件が整わなければならない。

「農作可能な安定した気候条件」には、まず、農作に適した気温がなければならない。日射・乾燥と同時に、適当な期間・適当な量の雨が降るという乾湿のバランスが取れ、農作物の収穫が保証される必要がある。

ストックホルム大学水系・地球環境維持部門のヨハン・ロックストローム教授とスウェーデンの写真家マティアス・クルムは、近著『大きな世界、小さな地球』で、その安定した気候条件はたかだか過去一万年の「完新世」が用意したものだと論じている。[3]

それによれば、地球の四五億年の歴史で、約一万年前に始まった完新世以前の気象条件は、過酷な変化の連続だった。世界の気候は、氷河期と温暖期とをくり返していたが、ヒトにとって住みやすいものではなかった。

氷河期には氷河が張り出し、水に乏しく、海面は低下し、食料不足だった。温暖期には水があふれ、海面は上昇し、生物全体の資源量が増大した。

これらの変化は、地質学的な見地からは異常なものではないという。地球の平均温度の寒暖へのぶれは、五度以下に過ぎなかったが、ヒトの生存を左右するには充分だった。

約一六万年前、現生人類はその数を増やし数百万から数千万の間を変動していたが、狩猟採集民であった。

気候変動が急激な時期には、食物と住処を確保できず、アフリカのサバンナに閉じ込められてしまうことさえあった。七万五〇〇〇年前の氷河期には、DNA分析が明らかにしたところでは、すべてのヒトが北エチオピアの高地に押し込められ、その数は大人一万五〇〇〇人までに減少した。現生人類の存亡が問われる情況だった。

ヒトが半放浪の生活を余儀なくされた原因は、気候変動の速さとその規模の大きさによるものである。

時にはその変化は突然と言ってもよいほどだったという。グリーンランドの過去十万年の氷層に残された記録の分析によれば、約一万一五〇〇年前に起こった気温上昇は、わずか四〇年間に、五～一〇度に達している。

約一万一七〇〇年前、最後の氷河期が終り「完新世」と名づけられた間氷期に入ると、温暖な気候が続くようになる。

現生人類に対するその影響は即座だった。世界の少なくも四地域で農業が始まり、狩猟採集の放浪生活から定着し農耕を行なう生活が生じた。農業生産は生活技術の分化を促し、生活のための規則や基準を生み、さらに生産力が高まると人口が増え、黄河、ナイル川、チグリス・ユーフラテスなどの大河のほとりに文明が生じた。

ロックストロームに言わせると、完新世の開始は、人類的なショッピング・モールの始まりを意味した。つまり、「森林、サバンナ、サンゴ礁、草原、魚、哺乳動物、バクテリア、空気の質、氷の表層、気温、利用できる水資源、そして生産性の高い土壌の安定したバランスが、突然、わたしたちに、安心して頼れる物資やサービスを提供してくれた」のである。

わたしたちの豊かさや快適な生活を維持するためには、完新世の用意した自然条件に頼らざるをえない。なぜなら、それだけが、地球において近代社会と七〇億を超える人口を維持できる条件だからだ。

それにもかかわらず、わたしたちは、地球を、完新世の世界から地図のない世界へと押しやりつつある、という。

わずか半世紀ほどの間に、産業と農業の急速な発展は、かつてわたしたちに馴染みのあった世界の存続を脅かすようになっている。産業革命は、一九五〇年代半ばには全世界に広まり、中流階級が爆発的に増大した。

これをスタートとして、産業と農業に代表される人間の営みは、広範な影響を地球の生態系に及ぼした――気候変動、化学物質による環境汚染、大気汚染、土地や水質の劣化、富栄養化、さらに生物を取り巻く環境と生物多様性の崩壊。

産業革命は十八世紀にはじまり、わたしたちは化石燃料を新しい、安い、効率的なエネルギー源として使う手段を獲得した。さらに大気中の窒素を固定し化学肥料にする技術により、食糧生産に伴う根本的な自然の制約を取り払った。公衆衛生や建築技術進歩による都市環境の向上、医学の進歩や栄養の改善による健康と長命と人口増加が起こった。

しかし有限の地球で、人間活動を無限に増大させることは、もとより不可能である。ロックストロームは、人間活動には、四重の強力な締め付けがかかっている、と指摘する(4)。

第一は、豊かな暮らしを求める人口の増大である。

二〇五〇年には九〇億人が地球にひしめく。人口増の大部分は途上国で起こり、経済活動は三倍に増大すると予測される。地球の資源の多くは、人口の二〇%を占める富裕な工業先進国に消費されてしまっている。残る八〇%が先進国と同様な豊かな生活を望むのは当然だが、維持不可能な生活をさらに不可能にすることである。

平等と豊かさへの希求と、確実に地球の限界内に留まる方策の実行という、相互に矛盾する巨大な問題が過小評価されている、という。

第二は、気候変動である。

地球の二酸化炭素排出量は、一九六〇年の四〇億トンから九〇億トンに跳ね上がっている。大気中の二酸化炭素濃度は、産業革命以前の二八〇 ppm から二〇一四年の四〇〇 ppm に上昇した。これは全温暖化ガスでは四五〇 ppm（二酸化炭素換算）であり、過去八〇万年で最高の濃度である。

二酸化炭素濃度が五六〇 ppm（産業革命以前の濃度の二倍）なら温度上昇は三度だと予期されるが、IPCC（気候変動に関する政府間パネル）の第五次評価では、二一〇〇年までには四度まで上昇するという。これは、人類にとり、悲惨な行く末にほかならない。

温暖化の兆候はすでにどこにも見られる。夏季の北極海の氷の消失。世界中の山岳氷河の消退。グリーンランドと西南極氷床の急速な融解。海面上昇の急速化。サンゴ礁の白化と死滅。極端な気候の増加。オーストラリアは十二年旱魃が続いたあと、二〇一〇年に五〇年に一度の大洪水に見舞われ、穀物生産は激減し、世界の穀物市場を揺るがした。前例を見ない洪水がパキスタン、インド、アフガニスタンを見舞い、旱魃は東西アフリカの社会混乱を起こしている。

世界各地の旱魃、洪水などの降水パターンの変化は、食料生産、貿易、経済成長に影響し、最後には社会不安を起こすのだ。

第三は、地球の全生物生存圏の基盤を崩しつつあることである。

海洋、淡水、陸地の生態系に人間社会は依存している。過去五〇年ほど、その機能やサービスが急速に蝕まれたことはなかった。いろいろな魚種がいなくなり、養漁場は海岸の生態系を破壊し、沿岸の水は窒素とリンで汚染された。熱帯林は失われ、野生生物の生息地は耕作地に変えられた。つまり、生物多様性が劇的に減少するのを見てきた。わたしたちは、地球を、近代社会が始まって以来これ以上ないほど弱らせてしまい、将来の選択肢を心ならずも減らしてしまった。

第四は、わたしたち人間の対応行動の制限である。

自然生態系では、突然、予測されない変化が起こる。しかもそれが普通の出来事だという事実は、最近になって、ようやく理解されたことである。

自然との関係において、わたしたちは、自然を利用する際、自然の機能が緩やかに直線的に変化していくと想定していた。それは間違いであるのが、過去三〇年、複雑系の回復力の研究で明らかになった。

「生態系の九九%の変化は、それに影響する一%の出来事によって引き起こされる」という恐るべき認識は、わたしたちの地球との関係を根本的に変えるものだ。自然は、しばしば、予測不可能な仕方で、しかも大規模で不可逆的変化を伴い、ひとつの状態から別の状態に変化する。

文明の発展には、地球という生物物理学的系の安定性とその生態学的復元力を保持する必要がある。そのためには、生態系、生物群系そして地球という系における多様性、余剰性、復元力を維持する投資が求められるのだ。

ロックストロームがとくに強調するのが仏教の存在論――無常、無我、相依相関のうちの相依相関であるのは興味深い。相依相関は、地球上のひとつの出来事が他のすべての出来事に関係している、ということだ。それは社会、経済、生態系のいずれもが結びついていることでもある。

その一つの例として、二〇〇八年に起こったボルネオの「茶色い雲」を挙げている。そこの熱帯雨林を伐採したため、それまで森林火災を起こしたことのない地域において森林火災が起こり、その際生じた温暖化ガスの放出は、地球の全温暖化ガス年間排出量の三〇%を占めるほど莫大であったという。

したがって完新世を維持するためには、ある地域において行動する際には、地球的に行動する必要があり、それには全地球的舵どりが必要条件になる。

5

ロックストロームの洞察は正しい。わたしたちは、地球の大規模で不可逆的変化を、まさに招く瀬戸際にいる。

海洋は、九〇億トンの二酸化炭素の半分を吸収するという驚くべき復元力を示しているが、今や酸性化しつつあるのだ。

ひとつの出来事が他のすべての出来事に関係する「相依相関」も、地球的に目に見えるようになっている。

アメリカ共和党の大統領候補ドナルド・トランプは、気候変動は「中国のでっち上げ」と言っている。アメリカン・ドリームの幻想が消え、絶望し憤懣やるかたない低学歴白人層が主たる支持基盤の「トランプ大統領」が生まれるだけでも、地球生態系に予測不可能な変化が生じよう。

完新世 Holocene から「ヒトの時代」Anthropocene に移るとは、そういうことを意味するのであったか。

（1）P. Krugman, Republicans' climate change denial, *International New York Times*, 2015. 12. 5-6.
（2）P. J. Egan & M. Mullin, Recent improvement and projected worsening of weather in the United States, *Nature*, 582: 357-360, 2016.
（3）J. Rockstrome & M. Klum, *Big World, Small Planet*, Max Strom Publishing, 2015.
（4）ibid., pp31-55.

しょうべんたれ

老年期は、かつて何気なく行なってきた、食べたり、歩いたり、排泄したりという、日常行為のありがたさを再認識する時期でもある。そこには、いくばくかの悲哀が混じる。

子どものときは二～三歳で小便を垂れるのはふつうである。寝小便はもっと遅くまでだが、少々恥ずかしくても悲しいとは思わない。老年期の失禁がやるせないのは、やはり、いったん獲得し、長いこと意識するまでもなく身についた機能を失うからだろう。

1

ある老人ホームで九二歳の山田さん（名前はすべて仮名）という男性を診ていた時期があった。彼はおもちゃのようなキーボードで懐メロを弾くのだが、聴力は補聴器をつけても著しく損なわれていた。元銀行員の穏やかな人柄で、女性の入居者がほとんどのフロアで皆に好かれていた。

問題は、彼に頻尿があったことだった。神経性膀胱のためだと思われたが、施設の介護人が数えたところでは、十分間に何往復したりすることもあった。最高で日中十五回、夜間十四回トイレに通った。頻尿の薬は効くことが少ないことで悪名が高い。数種類試したのだが無効だった。入浴の際に足湯をしてよく温めると、トイレに行く間隔は少し遠のいた。

夜間の頻尿は、自分でも経験があるが、四、五回小用に立つと寝た気がしないものである。ところが、往診時彼に「夜はよくお休みですか」と伺うと、毎回決まって「よく寝ています」という答えだった。さらに彼は、頑として、尿漏れパッドやおむつを使用するのを拒否した。

時や場所の見当も怪しくなり、認知能力も応分に衰え、聴力も低下した高齢者の胸の内は、不安と、誇りを傷つけられることへの怖れが潜在する。しつこく尋ねるのは禁忌である。

夜間の頻尿が激しいのに、「よく寝ています」と言われる背後には、おむつや尿漏れパッドを使うのを、彼の誇りが許さない、という可能性がある。つぎに、主観的には安眠していると感じている可能性もある。日中ほぼ起きておられることはその証拠ではないのか。

いずれにせよ、歩行も不安定になりつつある。居室を便所に近い場所に変えてもらい、夜間の小用の際に転んで大腿骨の骨折や、頭をぶっつけないよう施設長に頼んだ時点でそのホームへの往診は終わった。山田さんの頻尿は続いているだろう。転ばないでトイレに通っておられるだろうか。

認知症が進んでも、ケアが上手ならば、本人は気楽に見える。

八八歳の高橋さんは、小柄で小太りの女性だった。認知症が進んで、幼児のように周りのものをいつも触っていた。幼児はそばにあるものはなんでも、自分の足でさえも触ったりする。触ることによって、自分の置かれた世界を分別し、理解しようとしているのだろう。あるとき伺うと、彼女はバッグを開けたり閉めたりして無心に遊んでおられた。

しょっちゅう階段を上り下りし、ときにそこへ排便したりする。トイレの便器に手を突っ込む。そうしないようにと指示してもわからない。

室内にも放尿するので、介護の人たちは彼女の挙動につねに気を配り、間一髪のところで巧みに誘導し、無事に排便させるようになった。介護人は一人で何人かの入居者のケアをする。それなのに彼女が放尿する寸前の様子を察知し、うまく排尿させる心配りと熟練に私は脱帽した。

食事のときは、箸の使い方もあやうい。それでも食欲はあり、介助すれば、出されたものはすべて食べられた。

診察の際、こちらの問いかけや指示への応答は望めないから、こちらが彼女に合わせる。立ったままの診察になるが、落ち着かず、手で払いのけようとする。しかし歌を歌ってあげると静かにしてくれるのがわかった。「故郷」を唄ってあげるときには、かならず大人しくなるのだった。

いつもつよい尿臭があるのが大山さんの居室だった。

九〇歳の彼女は、自分の「意味の世界」を紡ぎ、そこに住んでいた。その世界では、彼女は「健康優良児」であり、「ゆたかむら・すみよし」の家で、六人兄弟の世話をみているのだった。その母には、「とよちゃん」と呼ばれ頼りにされていた。

彼女は、医師も、看護師も、介護人もすべて「先生」と呼び、私に対しては、「なにもさし上げるものがありませんで」といい、彼女の育った「ゆたかむら」からつぎの機会までに取り寄せておくと約束してくれたりした。

難聴があるうえ、こちらの質問の一言二言は理解しても、全体は理解できない。そこから自分の話に移行していく。たとえば「ご飯はおいしいですか」と聞くと、「ジジもババもみんなご飯が好きで……」というように話がずれて、さらに他のことに話は移っていくのだった。

診察も、いつもはさせてくれるが、機嫌のわるいときは、「私は健康優良児ですから」といって拒否することもあった。

居室の扉には「大山とよさまのお部屋」という紙が貼ってあるのに、戻れないこともしょっちゅうだった。しばしば他の人の部屋に入ったり、食堂では隣にいる人の腕をつかんだりしたりする。ほかの入居者が怖がることもあり、大山さんの歩行がおぼつかなくなり、おとなしくなるのは、介護上、歓迎すべき変化のように見えた。

彼女は失禁のため、尿漏れパッドを使っていたが、その汚れたパッドをいつの間にか、押入やベッドの下に押し込んだりするのが部屋の尿臭の原因だった。

入浴拒否も強く、彼女を入浴させることのできる介護技術をもつスタッフは限られていた。

最近、彼女の部屋の尿臭が薄らいで、ほとんど気づかないほどになった。

それは、ひとつには、昨年暮れ尻餅をついてから腰痛が現れたからである。整形外科の受診では異状は見られないと告げられたが、だんだん歩行が難しくなり、車いす移動をするようになった。気ままに歩くことがなくなったせいか、汚れたパッドを押入などに隠すこともなくなった。

同時に尿失禁のケアも楽になった。夜は、九百ミリリットルのパッドに四百ミリリットルのパッドを重ねて、十二時、朝五時に排尿に起こす。日中は九百ミリリットルのパッドで対応できる。

昨年夏から今年初めまで、体重が四八キロから四四キロまで四キロも減少したのに、最近、元にまで戻ってきた。

看取り医の立場からは、本人に苦痛がないことを最大の治療目標とする。彼女には、トイレや居室のテーブルの上に虫が出るという幻覚がときどき現れるようになったが、もし彼女が気にならないなら、話を聞くだけでよいだろう。

気配りのある優しい介護・看護は、看取りの中核である。医師の出る幕はますます限られていく。

2

前立腺切除手術を受けた人たちからときどき相談を受ける。彼らの悩みはやはり尿失禁である。

前立腺がんへの対応は、選択肢が一つならずあるため、かえって難しくなることもある。

たとえば、九〇代の高齢者を死後解剖すると、大多数の人の前立腺にがんが見つかる。言うまでもなく、彼らは生前無症状であった。

もし、がんを放っておいても症状が出ないのならば、何もしないのが最良の選択だろう。ある年齢を過ぎたら、前立腺の触診、PSA（前立腺特異抗原）測定、前立腺のバイオプシー（生体組織検査）を定期的にくり返す経過観察だけでよいという説が出るのも当然だった。しかも前立腺を摘出すると、手術の合併症として、術後何か月間かは、いや、ときには何年も、尿失禁に悩まされる。

二〇〇七年春、腫瘍マーカーであるPSAの値が少し高いというので、私が前立腺のバイオプシーを受けると、取られた組織片の一つによく分化したがんが見つかった。

その後PSAを定期に調べていたが、正常よりも少し高いレベルで推移していた値があるときさらに少し上昇した。教え子の泌尿器科医K君に、「どうです、手術しましょうか」と聞かれ、即諾した。

自分の受ける治療の結果について、いろいろ心配するのが自然かもしれない。しかし、医療行為の成功と失敗は、確率の問題である。信頼できる専門家がいるなら任せるしかない。

医師ががん患者の場合、最も多い思い込みは、わが身にできた腫瘍の治療について知識が豊富であれば、それだけ先行きがよいと期待する気持ちだ。しかしこれは心理・論理的誤りである。

フランツ・インゲルフィンガーは、長年、『ニューイングランド・ジャーナル・オブ・メディシン』の編集長をしていた。同誌は一般臨床医学誌として世界で最も権威あるとされているが、彼は食道がんの専門家であり権威だった。

医師はその愛する病気により死ぬというジンクスどおり、彼もまた食道がんになった。言うまでもなく、彼には、食道がんとその治療に関するあらゆる情報が集まってくる。彼の娘も娘婿も医師である。治療に関する意見ならたたき売りするほどある。ところが彼は、最善の治療法を自分で決められないのに気づいた。

それは治療結果が、多くの患者についての確率的結果として与えられているが、「彼についての結果」ではないからだった。

彼が迷っているとき誰かが言った。「先生に必要なのは先生の『先生』です」。ハッと気づいて彼は主治医にすべてを任せることとし、編集長の職務に専念した。

彼は、その経緯を「傲慢」という題のエッセイとして同誌に載せている。自分は専門家であるという自負心が、つまり傲慢さが、単純な論理ミスを犯さしめたといえよう(1)。

私は最初から自分で考える努力をしなかったから、彼のように悩むことはなかった。しかし主治医に書いた手紙には、最後に、医療は不確実な行為だから、合併症など、たとえ何が起こっても誰をも恨まない、と書き添えた。

予想していたとはいえ、術後の尿失禁は厄介だった。

老年期にさしかかる男性は、前立腺肥大のため尿の出がわるくなるのを嘆くことが多い。前立腺は膀胱から尿道が出る部分を取り巻くように位置している。肥大があると尿道が圧迫されて尿を排出するのに時間がかかる。公衆便所でいつまでも力んでいる年配の男性を見かけることがある。

その前立腺が除去されると、尿の流出を抑える装置がなくなったのだから、ブレーキが利かなくなった車のように尿が止まらなくなる。尿道括約筋の力は、加齢とともに、気づかぬうちに低下している。身を起こしたり、ベッドから降りたり、歩いたり、笑ったり、どのような動作でも、下腹部の圧力が高まると、アッと思う間もなく「小便たれ」と子どものときにはやし立てられた状態がおこる。

生物学徒の常として、生物の状態観察は好きである。尿漏れパッドにどのくらい出されているのかを退院前から記録した。それによると、自発尿を除いて、術後一月ぐらいは毎日七〇〇～九〇〇ミリリットルだった。

そのころ使用したパッドの保水量は経験的に約一五〇ミリリットルであり、それを超えるとパンツを濡らすこととなる。

術後初めて外来診療をしたとき、つぎからつぎに来る患者を二時間ほど続けて診ていて、ハッと気づいたら、ズボンの後ろが湿っているではないか。近所の幼稚園に初めて行った日、神経質な子どもだったので、幼稚園の大便所を使えず、股の間に気持ちわるいものを挟んで家に戻った記憶が脳裏にもどった。

幸い二か月で四〇〇～五〇〇ミリリットルに減り、三か月目には日に五〇ミリリットル以下に減り、半年たたずにパッドの世話になるのは終わった。

その間、尿道を括約させる訓練は、毎日熱心に行なった。尿道括約筋といわず、筋力だけは終生強化できるという。

以上で話が終わるのならば、いわばおとぎ話のように、「それから二人は死ぬまで仲よく、幸せに暮らしました」というようにハッピイエンドになるが、現実の老年期の海では、着岸するまでにもう少し浅瀬や暗礁への気配りが必要になる。

高校時代からの気の合った連中が五人、春と秋、赤坂の小料理屋で食事するのを続けてきた。二〇一〇年秋、ネパールの首都カトマンズからさらに奥地にホテルを建設している建築家の友人の話を肴に飲んだ。いつもより量が過ぎたが、自分ではしっかりしているつもりだった。外に出て夜風に頬をなぶられたとき、ズボンが濡れているのに気づいて酔いがいっぺんに醒めた。

冷厳な事実は、自覚しなくとも、われわれ誰もが歳を取り、その筋肉が衰えていくことである。

いつの間にか歩く速度が遅くなる。瓶のふたを回す力がなくなり若い人に開けてもらう。重いものを持つのが嫌になる。いずれも筋力の衰えである。尿道を括約する筋力も低下するのは自然の理である。そしてアルコールは感覚を鈍くする。

酒だけではなかった。

つぎの年の春、長野県佐久市にある桃源院という禅宗の寺を尋ねた。大井家の先祖がそこに埋葬されているという言い伝えがあった。

中世の佐久には大井の荘という荘園があったし、現在でも大井城の廃墟が残る。先祖を尊ぶ気持ちの薄い男だが、たまたま歴史家の友人が寺の近所に東京から移住したので、彼を尋ねるついでにその寺の住職の話を聞いた。

境内にある石碑に詣でたあと、すこし離れた城址に足を伸ばした。ちょうど本や資料を詰めた重い鞄を携えていたため、連れに遅れまいと歩くのは、やがて、汗を流し、肩で息をする苦行になった。ようやく友人の家に戻ったとき、パンツが濡れているのに気づいた。

重いものを持ち、早く歩き、腹圧を高める動作を持続させるならば、老いたる尿道括約筋の耐えられる限界を、知らぬ間に超えるのはおかしくない。

青年期、壮年期には充分機能していた括約筋は老いた。また尿の流れを知覚し、いちはやく反応する神経も老いたのである。

その後、毎朝、いちばん小さい尿漏れパッドを装着するようになった。いつ、気づかずに腹圧を高める羽目になるか予測できないからだ。

生物学徒の観察と記録の習慣は残る。ほぼ毎日尿漏れはなくとも、友と会い楽しく飲食したりしたあとは数ミリリットル漏れている。

老いの知恵というには、あまりにささやかな用心である。しかしこの用心も、私が診る老耄の先輩たちから学んだ知恵であることには、間違いがない。

（1）Ingelfinger, F. J., Arrogance, *NEJM*, 303: 1507-1511, 1980.

国際協力のあり方——ダショー西岡の場合

1　西岡京治さんの客死

一九九一年も暮れに近いころ、西岡京治さんが東大医学部にあった私のオフィスに訪ねてこられた。日本に戻ることを考えているとのことだった。

西岡さんといえば、ブータン王国の農業を近代化したことで知られていた。外国人として初めて、「ダショー」という貴族の称号を授与された。私がブータンに行くごとに、ダショー西岡が現地の人々にどんなに敬愛されているかを目の当たりにしていたので、その意向に驚かされた。だが、彼はブータンにおける自分の役割は終わったと感じていた。

よく聞いてみればそれも理解できる話だった。

途上国での国際協力は、成功すればするほど、それを遂行した人は「用済み」と感じる心理的ダイナミズムが働く。たとえば、東京大学医学部創設期の内科教授であったエルウィン・ベルツは、自分の教え子たちが学問的に成長し、業績をあげ、教授になるのを見守った。同時に、自分の発言権が縮小する辛さを経験した。自分は用済みになったという苦い思いを日記に記している。

西岡さんは、コロンボ計画の一員としてブータン農業の近代化を志した。ブータン全土に出張し、その生活や文化を観察しはじめたのは、一九六四年からだった。二年後には、パロにボンデ農場を開設し、ブータン農業開発活動の拠点として発足させた。

前王がナイロビで急死した一九七二年には、シェムガン県の焼畑農耕民を定着させることをめざした、シェムガン開発計画の可能性調査をおこない、翌年、開発計画を政府に提出している。

一九七四年、世界最年少のジグメ・シンゲ・ワンチュク国王の戴冠が行なわれ、前王の客死後、摂政になった叔父殿下から国政の実権が移った。新国王は十八歳だった。西岡さんは、国王から農業問題のみならず、親しくいろいろ相談を受けたのである。彼の行なうプロジェクトには、国家予算と別枠の金額がつき、彼は自由にそれを使って仕事ができた。シェムガン県の開発はその一つだった。

一九七六年から一九八一年にかけての五年間、彼はシェムガンの地域開発に没頭した。同県は、ブータンのなかでも東南部の密林地帯にある、最も未開発な地域だった。二〇世紀の半ば、いまだに焼畑農業をおこなっていた。西岡さんは、住民が充分納得するまで話し合い、積極的に協力する情況を作ったうえで、農業のみならず保健や道路整備、橋の架橋をも含めた開発をなし遂げた。しかし彼が僻地で奮闘している年月に、首都では若い官僚群が成長し、国王を取り巻くようになっていた。

当時、私は東京大学大学院国際保健専攻の主任教授であり、健康に関する国際協力については、アカデミアの立場から関心を抱いていた。彼のような人材が途上国援助についての経験と哲学を学生たちに伝えるのは、願ってもない話だった。

しかし、障害が二つあった。まず、知識の伝達は言葉を通じて行なう必要があるが、彼の豊富な経験とそこから得られた知識が、まったく文字として纏められていなかったのだ。さらに、どの大学でもきちんとした教職に就くには、博士号があるのが望ましい。私は彼を医学部人類生態学教室の大塚柳太郎教授に紹介し、その気の遠くなるような多彩で豊富な体験を整理し、論文として定着させる作業を指導するよう依頼した。

翌年三月、突然、彼が急死したという知らせが届いた。彼の最期にかかわり、一夜その遺体を見守った海外青年協力隊員の話から、死因はグラム陰性菌による敗血症であると推察された。

彼がブータン国葬の礼を受けたとき、西岡夫人に付き添って、古くからの友人である私の妻も同行した。

二人が成田空港に戻ったとき、私は迎えに行った。ほかに人の居ない部屋で二人は椅子に腰かけていた。西岡夫人は毅然としていた。しかし、膝の上に置いた白い絹布で包んだ骨箱を撫でながら、かった。

「これからは私の言うことを聞くのね」と言ったと思うと、突然涙を流しはじめた。涙は止まらなかった。

2　西岡京治さんを偲ぶ会でのあいさつ

以下は、一九九二年五月一五日、西岡さんの母校大阪府立大学の記念講堂で述べた追悼の挨拶である。（一部修正）

今日、私がこのように西岡さんのことを偲んでお話しするのは、ひとつには、西岡さんが今度ブータンから帰られましたら、ぜひわたしたちの大学院、国際保健学専攻のほうにも来ていただいて、いろいろお教えを受けたいと思っておりましたからです。ところがこのようなことになりまして、非常にショックを受けております。わたしたち夫婦は、西岡さんのご一家と二〇年以上の付き合いをしているという個人的な事情もありますが、私の国際保健専攻主任の立場としては、今申し上げましたような教育面のかけがえのない機会を逸したという想いを抱いております。

国際保健学専攻は、基本的には、世界における健康な生存というものをなし遂げるための協力を行なう人たちを養成する機関であります。なぜそのような機関ができるのかと申しますと、国際援助あるいは国際協力というものは非常にむずかしい事業だと思いますが、じつは、健康の場においてとくに良い国際協力の業績が出ていないという事実があるからと考えております。

たとえば私は、昨年ロンドンへ参りまして、国際協力において伝統のあるロンドン大学のスクール・オブ・ハイジン・アンド・トロピカル・メディシンの学部長と話をしてきたのですが、あの学校には毎年、かつての英国の植民地であった国々からエリートが大勢やって参りまして、いろいろと最高水準の教育を受けている。で、私は彼に聞きました。「このように多くの人たちがやってきて、あなたのところで学んで、自分の国へ帰っていく。しかし今まで、自分の国の健康水準を高める、たとえば平均寿命を高くする、乳児死亡率を低くする、そういったような面において、本当に成功した国はあるのですか」そう申しましたら、「いや、そういう国はない」と、言うのです。

それは別にイギリスだけでなく、アメリカに留学した人たちがその故国に戻っていっても、全体として大した成果は認められない。そういうような世界的情況があります。

わたしたちの大学で国際保健学専攻ができましたもう一つの理由というのは、日本はつい数十年前まで非常に貧しい国であったのにもかかわらず、先進国並みの健康水準を達成した初めての国だったという歴史的な事実があります。

たとえば一九五一年に日本の平均寿命が、初めて六〇歳を超えまして、乳児死亡率が一〇〇〇人のうち五〇人というくらい低くなりました。しかもそのときの日本人の年間所得は一五〇ドルに達しておらず、アメリカの一〇分の一以下でありました。そういう貧しい、しかしながら健康を高めるという事業ができた国は、日本しかなかったということであって、わたしたちの先輩が築いてきた実績は、ひょっとしたらいろいろな意味において世界の国々にも参考になるのではないかという期待が底にあります。

こういう事情があり、私は西岡さんのブータン王国の活動のなかで、農業についてはすでにいろいろ紹介されておりますが、とくに、彼がどのようにして、ある地域の健康水準を引き上げたか、に興味を抱きました。この意味で、私が昨年ブータンで西岡さんにいろいろと質問する機会がありましたのは、私にとってもまれにみる意義のあるものでした。

西岡さんのお話を伺っていますと、国際協力を成功させるにはいくつかの前提条件があることがわかります。彼ははっきりとそういうことばを使ったわけではないのですが、私はそのような条件が三つあると感じました。

第一に「自律あるいは自立性」。つまりその国の人たちが自分の力で物事をなし遂げていかなければならないということであります。二番目は、国際協力というものは「持続性」がなければならない。一年、二年という短期では何事もできないということであります。それから三番目に、協力とはけっして単独の側面、たとえば健康水準を上げるために医師を派遣するとかあるいは病院を建てる、というだけでは達成されない。他のいろいろな面、たとえばなんとか食べていけるほどに経済をよくするとか、もっと一般的な表現ではその国の人々の行動パターンを変えるというような、生活を向上させる包括的努力がなされる必要がある。すなわち「包括性」がないといけないということであります。

こういう視点から見てみますと、現在世界の先進国が行なっております国際援助あるいは国際協力は、非常に疑問の多い成果を示しております。

まず第一に、自律ということでありますが、ご存知のとおりたとえばクルド難民にせよカンボジア難民にせよ、そういう人たちのために難民キャンプをつくる。難民のキャンプをつくって戦禍を逃れてきた人たちを収容すること自体は、言うまでもなく、命を救う大切なことであります。しかし、その人たちがきわめて長期間そこにおりますと、今度は働くことを忘れてしまうというような現象がおこります。多少意味が異なりますが、もっと壮大な規模で起こった例では、たとえば一九五〇年代からアフリカに対する国際援助が非常に増える前には、自分の力で食糧生産をすることができ、自給自足できた国が多くありました。ところが現在アフリカではそのような国は非常に少なくなってきております。つまり、現実に援助のためにこういう事態が起きたとは言えないとしても、援助をしているうちにいつの間にか援助される側の人たちは自分で生きていく、自分の足で立っていくという能力を喪失してしまう恐れはないのかという疑問がわいてきます。

私は、一九八七年暮れにアフリカのザンビアでエイズが大流行しているというので、WHO（世界保健機関）に依頼されて、実情を見にその国に参りました。その国でどれくらいエイズが流行しているかと言いますと、私が行く二年前に、そこの首都ルサカの大学病院、代表的な病院ですが、そこの外来の患者さんを調べましたところ、二〇～三五歳の女性の四人に一人がエイズ・ウィルスに感染しており、三〇～三五歳の男性では三人に一人がエイズ・ウィルスに感染していたという報告があります。こういう国では、現在だいたい十人に一人の赤ん坊がエイズに感染して生まれてくると思われます。ところがその国の要請を受けて日本が行なっている援助のひとつは、未熟児センターをつくるというものでありました。つまり、十人に一人の子どもがエイズでバタバタ死んでいくというのに、未熟児センターを設立援助する実態があったのです。しかもそのセンターにはハイテクの機器がたくさん備えられており、それは機械を納入した会社の技術者たちが動かしておりました。そのセンターは、けっしてその国の人々を自立させるような方向には働いていません。

せっかくの援助が被援助国の自立に至らないのは、基本的には、わたしたちが人間の行動原理を、充分理解していないからだと思います。つまり人間は、一般に、もっとも楽をして生きていく方向を選択するものであります。他人が助けてくれて働かないでも生活できるなら、多くの人はそれを選択するでしょう。その傾向自体は、私は悪いことではないと思います。苦労してやるよりも、楽をして同じような生存が許されるのならそうやっていく。そのようなわたしたちの志向があるからこそ、電車をつくる、あるいは車をつくるというようなことをやって来たのだと思います。しかしながら同時に、安易に楽な生活をしようというわたしたちの傾向がバブル経済を生みだしたのであり、またその破綻をもたらしたのでしょう。このようにけっして途上国の人たちばかりでなく、わたしたち自身もっと楽をしながら生きていこうという行動特性をもっているということが言えると思います。

第二に、持続性ということですが、これは人間の行動あるいは深い意味において意思決定にかかわる倫理意識、それに基づく価値観を変えていくことは非常に時間がかかることに関係しております。わたしたちは、AかBを選択する場合、なぜAを選ぶかというと、Aのほうにおそらく大きな価値を置くからであります。そのような人間の価値観や倫理意識は、一度形成されるときわめて変化しがたいことがわかっております。たとえば『菊と刀』の著者ルース・ベネディクトは、明治維新のときから百年近くたっているのに、日本人の価値観、倫理意識は変わっていないのではないかということを言っておりますが、じつは現在のわれわれの倫理意識も、明治維新の人々とあまり変わっておりません。

ふつうわれわれ日本人が基本的に重視するのは、グループのなかの人たちとの和を保つ、あるいはもっと一般的に人間関係をよく保つということであります。これは一言でいうと「つながりの倫理意識」と申せます。ある社会における基本的倫理意識に働きかけ、そしてそれを尊重しながらも、その社会の人間の選択方向を変え、行動のパターンを変えるのには時間がかかります。人間の社会は、その社会が数千年あるいは数百年という歴史的プロセスを経て、そのなかにおける価値観、あるいは基本的倫理意識を形成してきたわけであります。しかしそこで人を短期間に変えるのに最も有効な方法は、子どもを教育することであるのをわたしたちは学んでまいりました。

たとえば、極端な例をあげますと、われわれは人間がきわめて固有な生物であると思っていますが、人間の子どもが狼と一緒に育ちますと、狼と同じような行動をとり、狼と同じような意識をおそらくもつようになります。このように、子どもの教育はとくに有効と思われます。わたしたちがもしある社会の人々に働きかけて、その社会の行動や意識を大幅に変えていこうとするならば、わたしたちはつねにそこにいて、おそらく十数年もそこの子どもたちを対象として人々に働きかけなければならないと思われます。ところが現在の日本の国際協力のあり方は、たとえば二年更新の契約でやっていくとか、あるいは長くともその数倍であります。おそらくそのようなコミットメントでは、その国の人たちの行動パターンを変えていくのは難しい場合が多いと思われます。

第三に包括性であります。わたしたちはたとえば健康な生存を可能ならしめるために世界の各地でいろいろ国際協力をしたいとも申しましたが、これは一言で言えるほど簡単なものではありません。たとえば、質・量のバランスが取れた食生活がなければ健康な生存は望めません。途上国においては、細菌や寄生虫の感染を防ぐ、あるいはエイズ・ウィルスによる感染を防ぐということがなければいけません。さらにその人たちが生きている場の生態系あるいは環境の破壊を最小限に止める必要があります。すべて包括的な視点から物事にアプローチしなければ、健康な生存はできないのであります。言いかえれば、多様な調和のとれた人間の営みがそこにあって、はじめて健康水準を上げることをなしうるのではないかと思われます。

現在、わたしたちが行なっている援助あるいは協力は、ある種の専門家あるいはコンサルタントによるバラバラな評価と、それに基づく勧告によって行なうことが多いのですが、本当にそのようなアプローチの仕方で、有効な国際協力ができるかは疑問であります。私は今まで国際協力を行なっている事例を見まして、どの場合にも本当に満足できるような例をなかなか見つけることができなかったのでありますが、その例外のひとつが、ダショー西岡の場合であります。

ここで西岡さんの行なった地域の健康状態を変えた事例を説明したいと思います。それは、ビタミンB2欠乏症によるペラグラという、皮膚障害、舌炎ひどいときには認知症を伴う風土病が、ブータン東南部のシェムガン県において多数みられたのを、根絶したことであります。ペラグラはトウモロコシを主食とする地域、たとえばメキシコでも、かつては見られました。

彼は、一九七〇年代初頭シェムガン県の開発可能性調査を行ない、一九七六年から五年間、国王の意向を受けて同地域において、焼畑農業の人たちを定住農業に変えようと献身的活動を行ないました。

シェムガン県は五〇×五〇キロメートルほどの密林を主体とする相当大きな地域です。彼はそこに入り、土地の人々と対話して、最終的には七〇〇ヘクタールほどの水田を開いた。それによりその五万数千人の人たちを焼畑農業から定住農業に変えることに成功しました。

焼畑農業は、ご存知のとおり森林を焼いて、陸稲や粟やトウモロコシを植えます。よいときには二年分、三年分という大豊作がありますが、気候がわるいときはぜんぜん作物ができない、きわめて不安定な農法であります。ここでの彼の活動が、先ほど申しました自律性、持続性、包括性という三条件を満たしたものでした。

ブータンは、山また山、その間に氷河でできたU字型の大きな渓谷があり、そこに土砂が堆積して平らな土地を造り、人が住んでいます。シェムガン県はその大部分が密林といってよいところです。彼は今回自分の業績をまとめるためにシェムガンに帰るといっておりましたが、どういうふうに行くのかと聞きましたら、数日間車で行って、それから車を降りて馬に乗り、やはり一週間くらいかかるということでした。このことからどのような自然と地理条件であるかがおわかりかと思います。

焼畑農業を行なっている人たちの住居からわかるように、生活は非常に貧しく、鍋が少しあり、薪で煮炊きしています（写真1）。収穫されたトウモロコシを天井の梁に掛けておくため、蛾や蝶などの虫がたくさんやってきて食い荒らし、きちんとした貯蔵ができません。

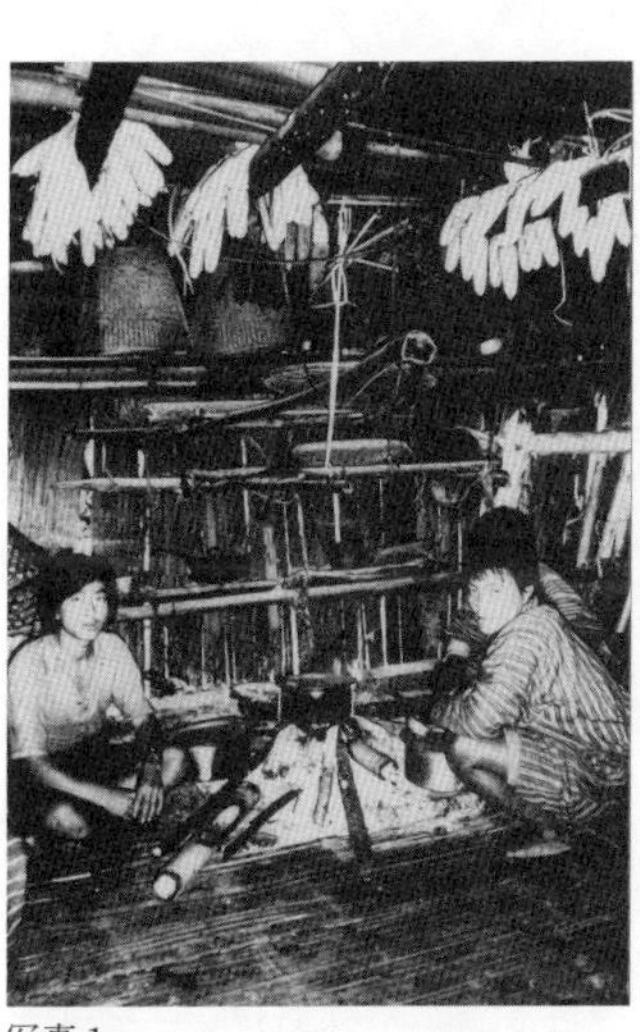
写真1

彼はここに入って何をやったか。まず部落、部落を尋ね、人々が住んでいるところに行き、対話集会を開きました（写真2）。そして焼畑農業は不安定であって、一年のうちの何か月はひもじい思いをすること、定住農業ではそれに比べてはるかに安定した作物、収量があることを説きました。彼はこのような集会を五年間で八〇〇回行なったといいます。つまり彼はまず現地へ赴き、現地の

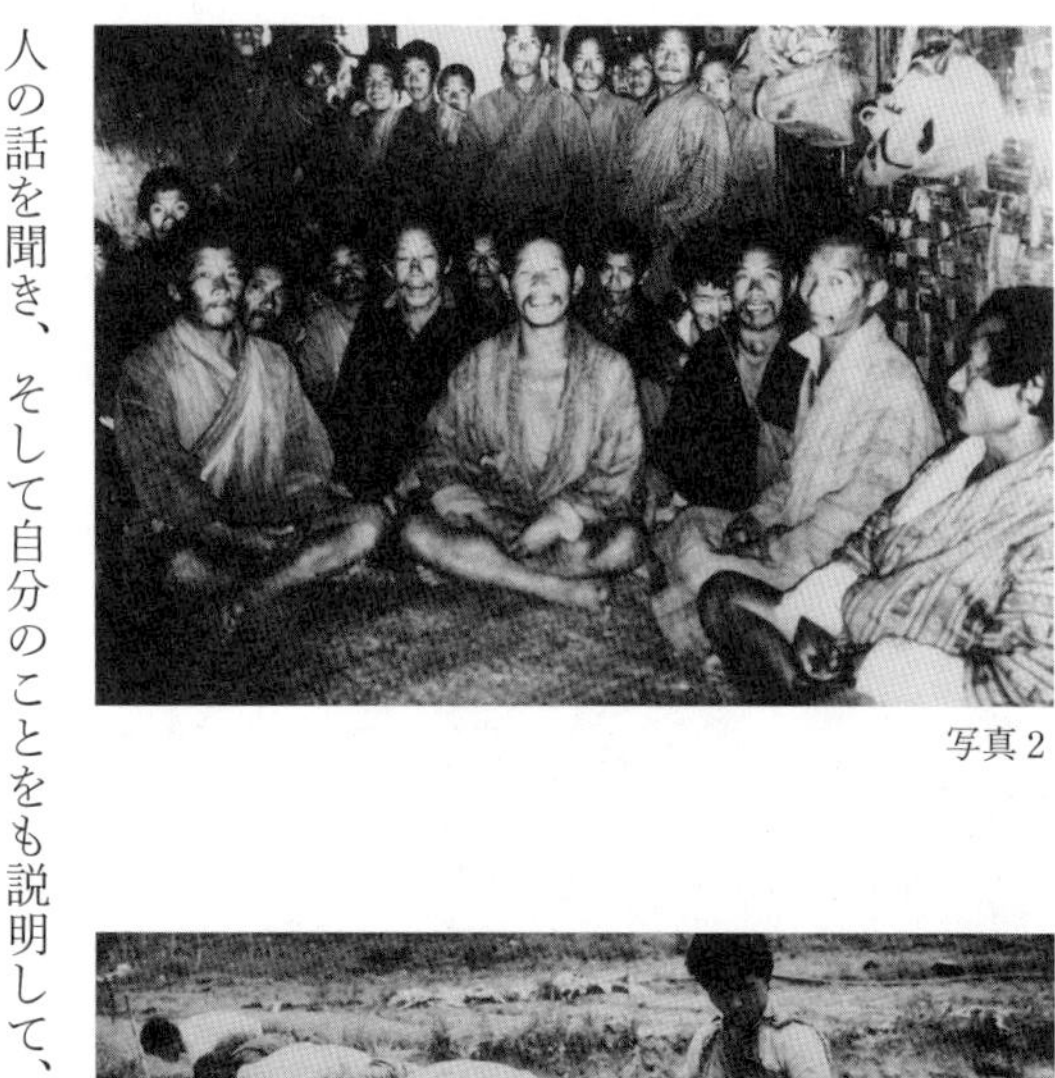

写真 2

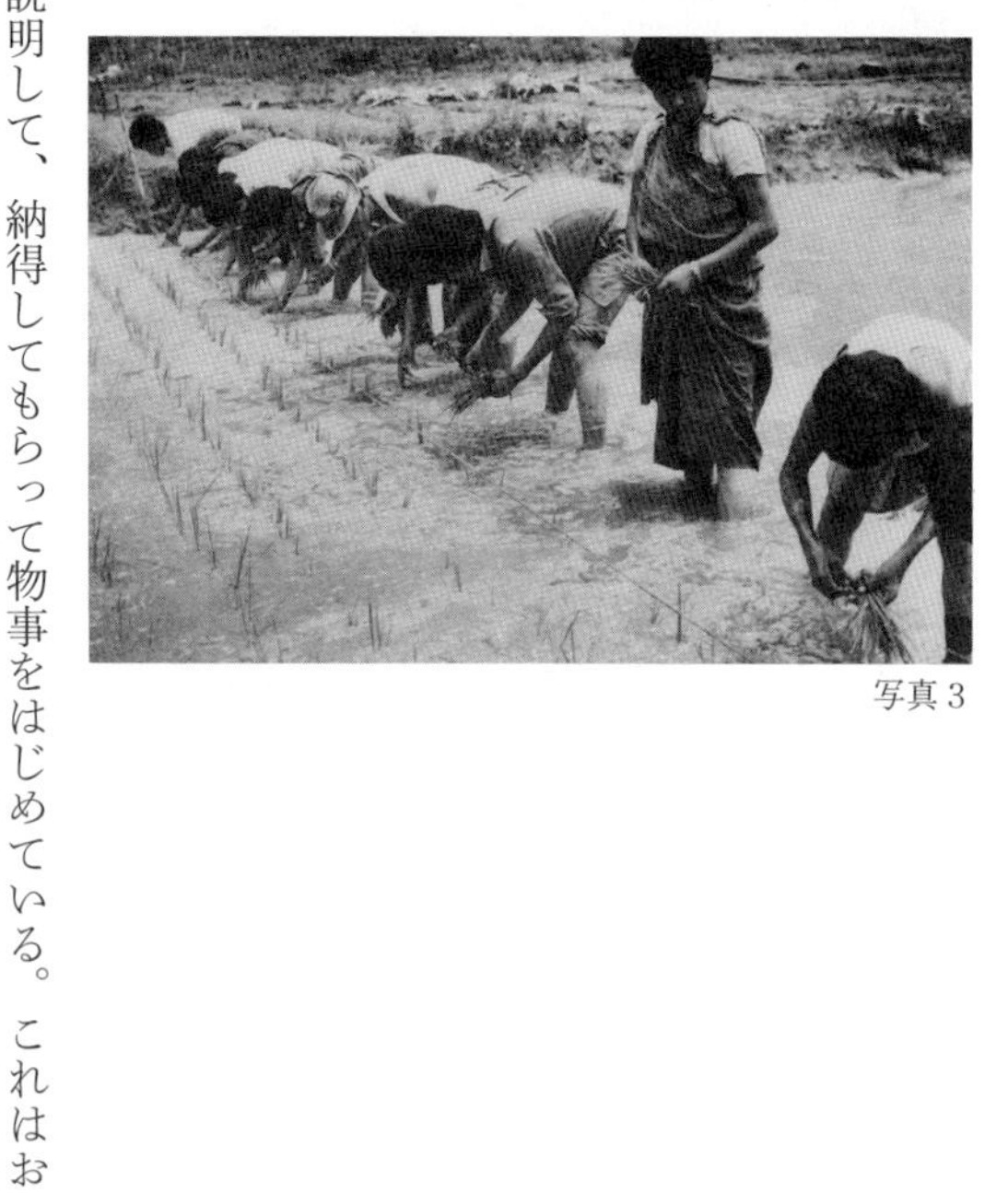

写真 3

人の話を聞き、そして自分のことをも説明して、納得してもらって物事をはじめている。これはおそらく国際援助を持続的に成功させるうえでは、絶対に必要なコミュニケーションの方法でしょう。ブータンの人たちの顔立ちは日本人に似ております。また若い人たちも来ています。こういう話し合いを徹底的に行ない、納得してもらってから、物事を始める。しかも物事をする主体はあくまでもこの部落の人たちであります。つまり、彼らは西岡さんの提案や示唆によって動きはじめますが、その行動はあくまでも自律的であります。

ここはかつて象や虎などの猛獣がいる森でした。納得した人たちが、それじゃ稲作をやろうということで木を切り倒し、水田を造り、田植えをするようになりました（写真3）。

シェムガン県は、ブータンのなかでもとくに貧しいところで、学校はあってもなかなか続けて通学できない。小学校二、三年にいる子どもたちのなかには、実際には五、六年あるいは中学ぐらいの年頃の子が混じっている。続けて学校にいけないために進級できないのです。そういう子どもたちを、西岡農場のあるパロまで連れていって、トラクターやブルドーザーの運転の仕方を教えてやる。その子たちはその運転技術を学んで、しかも自分の故郷をよくするという希望がありますから、外部の人たちだったら住みつくことができない過酷な条件であっても、自分の故郷においては喜んで働くというのです。先ほど申しましたように、子どものときからいろいろ教えてあげなければ、行動変容をもたらすことは難しい、持続的なコミットメントがなければいけないという例であります。

西岡さんは川を越えるために橋を造りましたが、素朴な技術で耐久性のある橋を、一七本架けました。しかし橋を架ける際には、首都から専門の技師を連れていくのではない、土地の人がもっているつり橋をかける技術を使いました。ただ素材としては、鋼鉄のロープを支給し、それで橋を造る。つまりその土地の技術を活用し、その強度は、その上を人が歩き、馬が歩き、馬に荷物を載せて歩かせるという手順で確かめていったのでした。

このように、その土地の人々に適合した技術、手段をもって新しい素材も利用することが、彼の国際協力の大きな特徴でした。

また水田をつくるためには、どうしても水路をつくっていかなければならない。最終的には三六六本の水路をつくったといっております。そしてもちろん物資を運ぶためには、道路ができないといけない。山々の間を土地の人たちが道を切り開きました。最終的には二〇〇キロぐらいの道路をつくったといいます。

さらに、水田をつくることを奨励するためには補助金を出した。補助金は一エーカーにつきわずか一万円というのですが、現金の経済がないところでは非常に大きな効果があります。そのお金で、ミタン牛という牛の雄を買ってきて、それをその土地の雌牛とかけあわせると、非常によく働くし、また牛乳をたくさん出す交配種が生まれます。五年間に一〇〇〇頭くらいの一代交配種ができました。

つまりこういう経済、土木、農業といった包括的な援助をした結果、先ほどの健康の問題に戻りますが、診療所がいくつかでき、食事内容が変わり、ビタミンB2欠乏症、ペラグラが根絶されたのでした。これは、たんに病院を建てるといった医療協力をするよりも、はるかに有効な方法であったと、私は思います。しかもこの事業を、彼は医療援助の専門家の力を借りないで一人でやり遂げた。いや一人ではありません。彼は一人で行って、そして土地の多くの人々の協力を得て、しかも土地の人々に自分たちでやっているという意識をもたせてやり遂げたのです。

結局、彼はどういう人間であったのでしょうか。まず、非常に優れた、人と自然の観察者であったと感じます。一般に人の文化を観察する学問を文化人類学というようですが、彼はたんなる文化人類学者ではない、社会の機能という視点をもっていたと思います。そういう文脈での彼のコメントのなかで印象に残ったのは、地方分権を強調していたことです。つまり、地方の人々を信用して、その人たちが自分たちで自立し生活していくことのできる、そういう援助をしなければいけない、と言うことでした。

ところが現在、世界の多くの国でやっている援助は、国の中央政府に援助を行なうわけですが、それはその国の首都を助けることにはなるかもしれないが、地方と都市との格差は広がっていく。疲弊した農村から人は都市に流れていき、都市を巨大化します。しかも巨大化はけっしていい現象ではなく、多くの途上国では貧困層が都市の周辺に集まりスラムを形成します。これは公衆衛生上あるいは健康上大きな問題になっております。そういう混乱状態を起こしている巨大都市、たとえば人口一千万人以上の巨大都市が、二一世紀にかけて途上国に多数できることがわかっております。

その問題の一因は、地方を重視しないで、中央だけ、中央の官僚との交渉によって、官僚たちの言うことだけを信用してやっている国際協力のあり方にもあるのではないか、というのが彼の意見でした。つまり彼は人類学者であると同時に、政治や経済についても、彼自身の確固とした視座をもっていたのです。そして彼は、生態系においてどのような生存をするのが望ましいかを理解した人類生態学者でもあったのです。

私は彼が観察する人だと申しました。しかし彼のもうひとつの本質的な特色は、教育者であったと思うのです。つまり教育は、英語ではエデュケーションといいますが、これはラテン語のエデュケレという言葉から来ています。エデュケレはエ・デュケレ、外に出す、つまり人間のもっている可能性を外に出してやる、発揮させるという意味だといいます。そのために何が必要かというと、私はもっとも大切なのは、愛情、忍耐力だと思います。彼はシェムガンの子どもたちを、じつに忍耐強く教えていた。パロの農場では、育種栽培の技術を二十数年農民に教えてきた。いや、彼は忍耐強い愛情をすべてのブータンの人たちに抱いていた。つまり彼はたんなる観察者ではなく、きわめてすぐれた教育者であったといえます。そのような真の教育者と呼べる人を、国際保健学専攻から失ったということが、わたしたちにとって悔みきれないのです。

水俣協立病院の看護師

病院での診察を待つあいだ、
「水俣病はまだ終わっとらんばい！」
と言い続ける山近峰子の本を読み終えた。
父も母も水俣病患者だった。
近所の友だちも「奇病」に罹っていた。
十九歳で准看護婦になった。
四一歳で看護学生になった。
四四歳で正看護師になった。
「水俣病掘り起こし」に四半世紀献身したが、
じぶんが「水俣病」だと皆に告げたのは、
五六歳のときだった。

聴こう。彼女の語ることを。

先年物故した原田正純熊本大学助教授（当時）が一九七三年夏「水俣病セミナー」を主催したとき、わたしは東京都立衛生研究所の同僚と参加した。環境医学に関心をいだく社会医学徒として、見のがしえない機会だった。

当時、わたしは水俣病の原因物質とされるメチル水銀の毒性が、セレンによって弱められる現象を、ラットを使って観察していた。セレンも強い毒性をもつ。だからこの実験には、文字どおり、毒をもって毒を制する快感があった。

ラットのメチル水銀中毒の徴候は、その尻尾をもってぶら下げると、後肢を交差させるのが特徴だとされていた。メチル水銀と一緒に、セレンをいろいろな濃度で混ぜた餌を与えると、その徴候の現れがどのくらい遅れるかを観るのだった。

さて原田さんは、セミナー初日の午前に水俣病の歴史や未解決の問題点について話をしたあと、午後には一軒の水俣病患者の家を参加者中の希望者を連れて訪れた。

患者さんは背のたかい和服の中年女性だった。顔立ちの整った方で、部屋に入るとき足を畳に擦りながら歩くのが目立った。原田さんは挨拶をしたあと、足の感覚麻痺をしらべるため彼女に仰向けに寝るようにたのんだ。彼女が横になったのを見て、わたしは息をのんだ。下肢がラットと同じように、ギュッと膝のあたりで交差したのである。

翌年の夏、休暇を利用し、短期ではあるが、原田さんの医局の後輩、藤野糺医師が所長として発足した水俣診療所での診療と往診を手伝った。婦長は上野恵子さんで、山近峰子さんはまだ旧姓だったが目のくりくりとした若い看護婦だった。

峰子さんの経歴は、矢吹紀人著『終わっとらんばい！　ミナマタ』[1]で初めて知った。これで水俣病にならなければ、奇跡としか言いようのない生い立ちだった。

彼女はチッソ水俣工場から直線距離で二キロほど離れたところで一九五三年に生まれたが、家は工場排水が出される水俣湾に面した漁村、月浦の背後の高台にあった。

物心がつく頃には、近所で「奇病」の患者が何人も暮らし、病に苦しんでいた。同い年の田中実子ちゃんは、三歳で発症した小児性水俣病患者だった。海岸のほうに下りていくと、路の途中でよだれを垂れ流し、ワーワー何か聞き取れない言葉を発しているおばさんが道の角で座り込んでいた。子どもたちのうめき声が、あちこちの家から聞こえてきた。なにもわからない峰子には、得体のしれない病に侵されたその人たちが、たまらなく怖い存在であった。

水俣病に侵された漁師たちは海に出ることもできず、収入を断たれて、その日の暮らしにさえ困窮する貧しさに落ち込んでいた。

父親の池田弥平さんは畳職人だったが、一九六六年冬の朝、五六歳で突然倒れ、その後は寝たきりになった。母親は近所の農家の畑仕事を手伝い、生活を支えた。幼い峰子には、自分の生まれ育つ土地の暗く憂鬱な印象が根づいた。

中学卒業後、峰子は民間病院で働きながら看護学校に通い、准看護婦の資格を取り、水俣市立病院に四年勤めるが、二〇歳になったころ、突然病院を辞め、大阪に住む姉を頼って家出した。社会に出て耳に入る水俣病への偏見や差別の声、水俣の地に育った境遇への嫌悪感、水俣病認定の申請を出した両親に対する複雑な気持が混ざり合い、渦巻き、胸を詰まらせた。窒息するような現実から逃げ出す衝動的な行動だった。

水俣病患者は、健康と生活を奪われた者の当然の権利として、補償を受けるのにすぎないのだが、社会の偏見と嫉みが一緒になり、彼女は病院でも周りから嫌味を言われることがままあった。

峰子は連れ戻されるが、父親の訪問看護にかよっていた水俣診療所の上野恵子婦長に勧められ、一九七四年から同診療所に勤めはじめる。

訪問看護が正式に医療行為として診療報酬が出されるようになったのは一九八四年だ。水俣診療所の上野たちは、水俣病患者のリハビリによる身体機能と生活能力回復を目指して、一〇年間も無報酬で訪問看護を行なっていた。

その後、峰子は日常診療活動、訪問看護、水俣病「掘り起こし検診」に従事し、山近茂と結婚し、四人の子をもうけ、多忙な日々を送る。掘り起こし検診は、水俣病に対する差別や偏見を恐れ、名乗り出ない人たちに手を伸べる努力であり、もちろん無報酬の作業であった。

診療所は水俣協立病院として地域の一中核病院にまで成長発展した。彼女を引っ張ってきた上野婦長に何度も勧められ、峰子は四一歳で看護学生になり、四四歳で正看護婦の資格を手にする。

しかしその間、生育環境からすれば当然予想されるが、若いときから少しずつ現れた水俣病症状が悪化していた。手足のカラス曲がりは、一日に何度も起こり、そのしびれと感覚鈍麻は年を追ってひどくなった。正常な人なら触れられないような熱湯で茶碗を洗ったり、ケガをしても痛いという感覚をほとんど感じないようになっていた。

上野婦長や藤野糺院長は彼女の様子に気づき、たびたび水俣病の検診を受けるように勧めたが、受けようとしなかった。それは「やっぱり、『金がほしかねえ』と思われるのが嫌やったけんねえ」という理由だった。若くして家出したときの、恥辱の感覚が芯にある複雑な羞恥心が残っていた。

自分が地域社会の正常な他者とちがうことを「恥ずかしい」と、都会に住む者には信じがたいほど強く感じる気持ちは、この地域の人々の行動を導く深層心理であり、倫理意識だと、わたしは思う。水俣病「掘り起こし検診」を必要とする社会心理的根拠である。

一九九七年、峰子は熊本大学医学部付属病院でようやく検診を受ける。ただちに水俣病の診断が下された。

しかし、家族以外に水俣病患者だと彼女が告白したのは、二〇〇九年九月、「不知火海沿岸住民健康調査」を行なったときが、初めてだった。調査を行なうために集まった若い医療スタッフに、水俣病に侵された患者たちの思いと苦しみを理解してほしいと願ったからだ。手足の感覚障害などには縁遠いスタッフに対する、患者からの訴えでもあった。

この大規模掘り起こし検診では受診者は一〇四四人にのぼったが、「初めて検診を受けた」人が八九％に達した。未受診の理由は、四六％が「差別があるから」、四一％が「情報がなかった」であった。「感覚障害だけの患者でも水俣病」という最高裁の判決が出て五年たった時点である。

水俣病事件という歴史的事実が風化しようとしている。

わたしは一九七四年から一九八七年まで、ほとんど毎夏、短期ではあるが、水俣診療所、そしてそれが発展した水俣協立病院で、診療と往診にたずさわり、当直もした。また一方でささやかな共同研究をも行なった。[2]

この当事者ではないが、十年以上ほぼ定期的に現場に入り、観察を続けた体験は、環境汚染の臨床と疫学という視点から、水俣病の発生と拡大と変遷を概観するのを可能にした。

いうまでもなくこの事件は、チッソ水俣工場が、アセトアルデヒド製造の際に生ずるメチル水銀をふくむ排水を水俣湾に捨て、さらに一九五八年から水俣川河口に放出したため、不知火海沿岸一帯に広がったメチル水銀中毒事件である。

一九五六年、水俣地域で原因不明の「中枢神経疾患」が多発しているのが報告されたが、おなじ症状の患者は一九五四年ごろから発生していた。ネコやカラスの狂い死にも起こっていた。

一九五七年、熊本大学研究班は、よそから持ってきたネコを湾内で飼育すると発症するのを見て、強く漁獲禁止を求めたが厚生省は拒否した。このときにその行政措置を取っていたら、事態はまったくちがった展開を見せていただろう。数万人以上と推定される患者数にはならなかっただろう。その後は、チッソによるたび重なる責任回避、国と県による事件拡大阻止と患者救済に必要な行政措置の不施行、それに対し患者がつぎつぎと訴訟を起こすという経過をたどる。

特筆すべきは、環境庁が一九七八（昭和五三）年、事務次官名で「水俣病の認定に係る業務の促進について」という通知を出したことである。これは、二つ以上症状の組み合わせがない患者を棄却するもので、「大量切り捨て」政策そのものだった。

水俣病事件はその後、第一次、第二次、第三次訴訟にまで拡大している。いずれも原告が勝訴した。

とくに一九八〇年の水俣病第三次訴訟は、チッソに対して損害賠償を求めるとともに、国と県については、「行政不作為」つまり適切な行政措置を取らなかったことによる水俣病拡大の責任を理由として賠償を求めた、初めての「国家賠償請求訴訟」だった。

この訴訟については、二〇〇四年最高裁判所が、原告勝訴の大阪高裁判決を支持する判決により、国と県の責任を確定させた。

毒物により環境がひろく汚染され、汚染された魚介類を食べるため病気がおこるとき、汚染の程度や毒物が体内に入る速度などに応じて、症状が典型的な急性劇症から、慢性で症状数がすくなく程度が軽いものまで、切れ目なく、ばらつくのはごく自然だろう。

急性劇症の水俣病は、イギリスの医師たちが記載したハンター＝ラッセル症候群の症状と徴候を示す。つまり、手足の足袋状や手袋状の感覚障害、聴力低下、求心性視野狭窄、運動失調、構音障害などである。しかし、環境汚染が広域であり、メチル水銀への暴露がばらつくときは、典型的な症候はむしろ例外的である。

では、どのようにして、水俣病、つまりメチル水銀中毒による症状と徴候があると境界線を引くことができるのか。症状（symptom）とは、手足のしびれのように、本人が感ずる異常な感覚である。徴候（sign）とは、手足の震えや運動失調のように、客観的に存在を示すことのできる異常である。しかし、聴力低下や手の震えなどは、高齢者にざらに見られる徴候だ。したがって、水俣病由来か、高齢化などほかの原因によるかを区別する必要がある。そのためには、臨床所見と疫学条件の両方を考慮しなければならない。

その境界線を鮮やかに引いたのが藤野糺医師たちだった[3]。

一九八八年、彼らはチッソ水俣工場から南西一二キロに位置する不知火海の桂島の全住民の一斉検診を行なった。チッソによるメチル水銀の影響がまったくない対照地区として、奄美大島西阿室地区の住民検診を行なった。

予期されたように、桂島の住人の「神経精神症状」（と、藤野は表現しているので、以下徴候は「症状」に含める）が現れる頻度は断然高かった。

しかも桂島住民には、居住年数の長いものほど、言いかえればメチル水銀に汚染された魚介類をたべる量の大きい者ほど、手足末梢の（手袋状、足袋状）感覚障害、運動失調、視野狭窄、難聴、および構音障害という、メチル水銀の基本症状といわれる五つの症状が高頻度で現れていた。環境中毒学の表現でいうならば、「量・反応関係」が認められた。つまり体内に入る毒物の量が多ければ多いほど、典型的な症状群が出そろうのである。

この島で一九四五年以前に生まれて検診当時も住んでいる四六名中一二名には、ハンター＝ラッセルの五症状がそろっていた。残りの人たちには一～四症状が認められた。そのうち手足の末梢感覚障害の出現頻度がもっとも高かった。

藤野たちはこの調査に基づき、水俣病はハンター＝ラッセル症候群の典型症状に限るべきではない、長期に微量のメチル水銀に暴露した場合の影響を明らかにすべきだ、と主張した。それは、どう見ても慎ましすぎる現場からの訴えだった、とわたしは思う。

環境中毒学的視座からは、不知火海沿岸に居住した歴史があり、つまり、メチル水銀に汚染された魚介類を食べた生活をした経緯があり、手足の末梢の感覚障害があるならば、メチル水銀の影響を受けたと考えるのは無理のない判断である。

一九七八年の環境事務次官通達は、人為的に判断基準を高く設定し、患者への補償金額を抑えようとするものだった。

だが二〇〇四年の最高裁の判決は、「感覚障害だけの患者も水俣病」であると述べ、平明な論理が勝利している。

とすれば、『終わっとらんばい！　ミナマタ』は、手足のしびれや感覚鈍麻などに悩む者たちには、日々の現実である。その悩みは一生続くだろう。山近峰子が訴えつづけるように、ミナマタは終わっていない。

水俣協立病院が中心になり「掘り起こし検診」を続けたのは、地理的に当然汚染された地域に住んでいても、水俣病を恥と思い、症状を隠そうとする人たちをできるだけ多く調べ、環境汚染の実態を明らかにしようとする熱意にほかならなかった。それは、汚染地域で苦しむ人たちに対する慈しみと、資力と権力をもちながら弱者を苦しめる者への怒りに発した営みであった。

わたしは、短期間ではあるが、幾夏か、協立病院の診療活動と往診を手伝い、山のハゼの木立のささやきを聴き、不知火海のきらめきに見入った。

きらきらと　きらきらきらと　夏の海

（1）矢吹紀人『終わっとらんばい！　ミナマタ——看護師・山近峰子が見つめた水俣病』合同出版、二〇一六年。
（2）Ohi, G. et al., Urinary Beta-2-Microglobulin Does Not Serve as Diagnostic Tool for Minamata Disease, *Arch*

Environ Health, 37: 336-341, 1982.

(3) Fujino, T., Clinical and Epidemiological Studies on Chronic Minamata Disease Part 1: Study on Katsurajima Island, *Kumamoto Medical Journal*, 44: 139-155, 1994.

つながりを求める心

痛みはないが、身体のだるさは増してきている。だが、これからどうなるのだろう。自分の最期も遠くないのかもしれない。

がんのような消耗性の疾患の患者では、たとえ激しい苦痛がなくとも、その末期に、親しい人が枕辺を訪れる「お迎え現象」が報告されている。

ご自身ががんで亡くなった緩和ケア医の岡部健さんによれば、お迎え現象を経験するのは、がん患者の四割に達する。ふつう、この現象は、病院のような落ち着かぬ場所ではなく、くつろげる自宅で起こり、それによって患者は安心するという。

わたしが往診していた七九歳の女性は、幼時に父親が家を出たため、貧窮の生活を強いられた。母親がはたらいて、ようやく小学校を出してくれた。結婚した男も女癖がわるかった。この患者は、晩年小さな脳梗塞を起こし軽い認知症になったが、手足の麻痺はなかった。娘さんといっしょに住み、介護は行き届いているものの、だんだん食が細り、肋骨がすべて見えるほど痩せてきた。胃瘻や点滴を望んでおられないので、栄養飲料をできるだけ飲んでもらうにとどまった。

「このごろ母が自分の母親と話をしているようです」と、娘さんがある日告げるので、わたしは患者に「最近お母様が来られるそうですね」とたずねた。彼女はわたしの肩ごしに背後を指さし、「ええ、そこに来ています」と微笑んだ。

人が、客観的、物理的にそれと指し示すことができない存在を観たり、聞いたり、感じたりする現象を、医学では幻視、幻聴、幻覚と呼ぶ。精神科や高齢者の医療ではおなじみの現象だ。たいていの人は、それが脳の異常によるものと片づけてしまって、それ以上気にしない。しかしお迎え現象のように、その人がそれにより安心するとすれば、たんに「脳の異常」と片づけるのは皮相な解釈ではないか。それは、遠くない将来の死を予感する人に起こる、一種の「適応現象」と考えることもできよう。自分を超えた何かにつながり、安心を得ようという希求の現れではないのか。

死後の霊的存在を信ずる者にとっては、お迎え現象は、親しい人の魂が死にゆく人のもとに訪ねて来たと解釈することもできよう。

プラグマティズムを唱えたアメリカの哲学者・心理学者のウィリアム・ジェイムズは、その著『宗教経験の諸相』においてキリスト教徒が神との交流を体験する例をいくつも引用している。

つぎの四九歳の男の例については、ジェイムズは「おそらく、敬虔なキリスト教徒なら、その大多数が、これとほとんど同じような報告をすることであろう」と述べている。

神は、わたしにとって、いかなる思想、事物、人物よりも、いっそう実在的である。わたしは神の現前をはっきりと感じている。そして、わたしが、わたしの身体と精神の中に書かれているかのように、神の律法にぴったりと調和して生きていればいるほど、いっそうはっきりとそれを感じる。日光のなかにも、雨の中にも、わたしは神を感じる。（中略）こころよい休息感をまじえた畏敬の念、こういえば、わたしのその感じがほとんど表現されるように思う。神を称えたり、祈ったりするとき、わたしは友人に対するように、神に語りかける。そして、わたしたちの霊交はじつに楽しい。(1)

ここに描かれた交流は喜びであり、休息であり、精神的治療効果がすぐれてあるのが伝わってくる。

ジェイムズ自身が強い鬱状態になったとき、「すべて労する者、重荷を負う者、われに来たれ」、「われは復活なり、生命なり」などの聖書の言葉にすがって精神の平衡状態を取りもどした、というエピソードが知られている。彼は「神は真実である、なぜなら真実の効果をもたらすからである」と結論した。プラグマティストらしい結論づけと言えよう。

「私どもは神仏が存在するが故に神仏を信ずるのではない、私どもが神仏を信ずるが故に、私どもに対して神仏が存在するのだ」という、浄土真宗僧侶清沢満之の『宗教は主観的事実なり』での所説は、ジェイムズに通ずるように見える。

いずれにせよ、看取り医としてのわたしには、加藤周一、マイケル・ライシュらが『日本人の死生観』で指摘した、自分を超越した何かにつながろうという希求は、ごく自然な心理的力動に見える。

神仏のような霊的存在を実感する現象については、心理人類学による調査が進んでいる。スタンフォード大学のタニア・ルールマン教授は、シカゴのある福音派教会での民族誌学的調査を行なっているとき、若い女性信者から、自分は神と話をすると告げられて驚愕した（福音派教会では、聖書に述べられたことはすべて事実であると信じられている）。

ルールマンがさらに調べると、じつは三割ほどの信者が神の声を聞く経験をしており、その率は、信仰が強く、祈りの実践が熱心であるほど、高くなるのだった[2]。彼女はその後、祈りの練習を増やすと、その幻覚が現れやすくなるのを実験的に観察している。

しかし、その神は旧約聖書に記載されたように、おどろおどろしく威圧的で、民族の存亡にかかわる重大な啓示を与えるような存在ではない。ごく平凡な会話がなされるという。たとえば、ジョージ・ブッシュ氏が大統領に再選された際の選挙で、神はある信者に「ブッシュに投票せよ」と命じた。彼女が「ブッシュは嫌いです」というと、神は「好きになれとは言っていない」と答えた。

いずれにせよ、彼女はブッシュに投票したのである。

信者たちに現れる神は、絶対に腹を立てないカウンセラーのように寛容で、怒りをぶちまけても、何を話すこともできる親友のような存在だという。

ルールマンは以上の現象を分析し、物理的に存在を証明することはできない意味で幻覚といえるが、統合失調症に見られるような病的現象ではないと論じている。

統合失調症の幻覚は、主として幻聴だが、不快な恐ろしいものである。しかも不思議な、他の人の理解を超える頑固な考え、つまり妄想を伴うことが多い。たとえば、悪い政府が自分の頭の中で電気実験を行なっているといった類だ。

では、福音派の信者に見られる幻覚は、どのようにして起こるのか。

もっとも妥当と思われる説明は、われわれの感覚が、瞬時、瞬時に途切れており、それを深層意識で瞬時、瞬時に修復しているというメカニズムを考えると可能になる。

旧式の映画は、ひとコマ、ひとコマ、つぎつぎにフィルムを送って連続して見える映像をつくっていた。これなら、忍者映画のように主人公が突然、姿を消したり、あるいは怪物が突如、現れるシーンをつくるのは容易である。

信者の幻覚も、この感覚修復の過程に起こると考えればよい。しかもそれは、感覚の欠落というよりも感覚の偏りによって起こる。たとえば、亡くなった伴侶に強いつながりを感じる者に、死者の存在が感じられるのは珍しい現象ではない。神を熱心に想い、語りかける努力は、そのつながりを創ろうとする営みなのである。

ルールマンは、祈りを熱心に行ない神の声を聞く信者に起こる幻覚のメカニズムを、「感覚の重ね合わせ Sensory Override」と呼んだ。(3)

じつは、感覚が瞬時、瞬時に途切れ、修復するというメカニズムは、一五〇〇年前すでに唯識哲学を創始したインドの仏僧たちが考えていた。彼らは深層意識のアーラヤ識が、表層感覚を受け取り、これに対応するが、そこには「刹那滅」がはたらいている、つまり刹那、刹那に滅し、刹那、刹那、同時に生まれると主張したのである。

「感覚の重ね合わせ」という幻覚メカニズムは、文化を問わず宗教的体験を解釈するうえで役立つように見える。

文化人類学者の原ひろ子さんは『ヘヤー・インディアンとその世界』で、夢を大切にし、守護霊を知ることが必要だと確信している人たちの精神世界を報告している。

彼らにとって夢のなかで体験することは、醒めているときに体験すること以上に重要性をもつ。将来への予見や、選択や判断のよりどころとして夢に強く依存するという。

ヘヤー・インディアンは一人ひとりが、テンやビーヴァーやクズリなど、一人につき一種の動物を守護霊としてもっている。三、四歳以上の子どもたちがいつの間にか夢の啓示を得て、どの動物が自分の守護霊であるかを知るようになる。

十代前半になっても夢で守護霊がなにであるか知らせてくれないときには、「夢乞い」をして守護霊が定まるのを待つ。一人離れたテントで過ごし、運んでもらうわずかな食料を食べ、眠らずにすごす。空腹と睡眠不足から幻覚が現れてくるのを待つのだ。幻覚が生じやすいであろうことは、飢えて、疲れはてた経験をした者にはよくわかる。

守護霊というからには、いつも守ってくれるのかというとそうではない。守護霊はときに人間を騙したり、からかったりする。ブルーベリーのある場所を教えるのでその場所に行くと、何もない。守護霊がふたたび現れて笑い、ブルーベリーに見えたのはウサギの糞だった。でもウサギはたくさんいるだろう、と言ったりする。しかしその人間は、守護霊が自分をけっして見放すことはないと信じている。つながりは切れないのである。この守護霊と人間の関係は、ふつうの日常のことについて話し合う福音派信者と神との関係を思わせるものがある。

ヘヤー・インディアンは生への執着心に乏しい。火傷などで病院に入院したとき、傷の程度が同じでも、白人の生存率に比べて、彼らの生存率は格段に低いという統計がある。

彼らは、自分の守護霊が「生きよ」と言っているあいだは生きる意志を棄てないが、守護霊が「お前はもう死ぬぞ」と告げると、あっさりと生への執着を棄ててしまう、という原さんの結論だった。そして、よい死に顔で死ねるようにと守護霊に祈り、まわりの人たちにもすがるのである。(4)

巡礼やご遍路は、超越的な存在につながる感覚を生みだす意味で、実効のある手段ではなかろうか。

わたしの高校時代の友人は、成人した一人息子を失い、悲しみを紛らわすため四国遍路に出て俳句を詠んだ。句の出来はともかく、いまは亡き息子への想いは句集を通じて偲ばれた。また何か大いなるものに身をゆだねている気持ちは伝わった。

四国遍路は、江戸時代から始まったと言われるが、さまざまの悩みを抱えた者がそれぞれの問いかけをしながら、遍路路を歩いたにちがいない。

お遍路の誰もが持てる不倖せ　　森白象

遍路という体験の芯になる行為は、全天候型の歩行である。辰濃和男さんが『四国遍路』で記している。

自然の精髄をとらえるのに大切なのは、風の強さ、雨の冷たさをじかに身体にしみわたらせることだろう。背や腹に雨をしみわたらせ、濡れるにまかせる。そうすると、自分自身が嵐の風景の一部に化する感覚がでてくる。自然の精髄はアタマを働かせてつかみとるのではなくて、身体でつかみとるものだろう。むしろアタマの働きを極度に抑え、脳にこびりついた「さかしらごころ」の出番を抑制したとき、いままで聴こえなかったものが聴こえ、見えなかったものが見えてくる。[5]

ヘヤー・インディアンの若者は守護霊とのつながりをもとめて苦行したが、ご遍路さんのもとめるものは何か。

もちろんそこには多様な目的があり、応じた歩き方があるのだろう。真言や南無大師遍照金剛や般若心経をたえず念じて歩くことは、宇宙そのものとされる大日如来への呼びかけではないのか。それは、仏にすがる行為である。そこに全身をつつむ安心が生まれるならば、それは、大いなるものに身をゆだねたと覚ったときに生じる存在感覚である。

しかも四国遍路には、遍路びとへの「お接待」という施しの習いがある。腹を空かしたものににぎりを、喉の乾いたものにコーヒーやジュースを、なかには現金をくれることもある。呼びとめて、風呂に入れてくれ、食事をだしてくれることもある。

人の情けを受けるのは身に沁みてありがたいであろう。ありがたいが、自分のような罪びとにはかえって辛いと感じる場合もあっておかしくない。しかし、いずれのありがたさも、日常を超えた次元での感覚であるのに、わたしは注目する。

詩人ナンシー・ウッドが、ニューメキシコ州タオス・プエブロの先住民族になり代わって書いた口承詩『今日は死ぬのにもってこいの日だ』は、彼らが自然と深い共生感覚によってつながっていることを語っている。

「わたしたちにとっては、神は岩の中、木の中、空の中、いたるところに遍在した。太陽はわたしたちの父だったし、大地はわたしたちの母、月や星はわたしたちの兄弟姉妹だった」。そこに、十六世紀にスペインの白人が、ついでアメリカの白人が踏み込んで来た。土地を物として利用し、商品化しようとして彼らを欺き、力で奪った。

白人がわたしたちにすることには、一定のパターンがある。まず初めに彼らは、わたしたちが必要としない贈り物を持ってやって来る。それから彼らは、売ろうにも、もともとわたしたちの土地ではない土地を買いたいと申し出る。土地はそもそも誰のものでもない。それはただ、感謝して、優しく使ってもらうためにここに置かれているだけなのだ。土地はそれ自身に属しているわけで、その点、空の月や星と同じことだ。

しかし白人にとっては、こんな考えは気ちがいじみている。彼らのために、すべてのものは使い切られなければならない。それでやっと、そのものは値打ちがあるのだ。道理で彼らが、わたしたちの家を奪い、わたしたちを滅ぼすためには、どんなことでもするわけだ。[6]

土地の商品化は、いまも先住民たちに「身をすり寄せてきている」とウッドは言う。大スキー場の建設、高速道路の新設、リゾート化の危険である。

誇りを失った若者はアルコール中毒になるものが多い。それは北アメリカ大陸の先住民に共通した現象である。

しかしウッドは、白人たちがそのうちに自滅してしまうだろうと考える者たちがいる、と言う。白人にはルーツがないからである。ルーツなしには生き残ることはできない。白人文化が崩壊しても、タオスは生き残るだろう、と。

もとより、わたしには数百年後を予測することはできない。

しかし、地球温暖化は急速に進行しつつある。ここ一万年あまりの「完新世 Holocene」という温暖な間氷期を維持する気候条件が崩れつつあるように見える。完新世の地球環境条件こそが、ヒトの文明を生みだした、わたしたちにとってのルーツである。

「人新世 Anthropocene」という、わたしたちヒトが創り、入ったばかりの世には、そのルーツとなるべき条件は、もはや存在しない可能性がある。

今後わたしたちは、タオス・プエブロの先住民のような自然とつながり、つつみ込まれているという感覚を懐きうるだろうか。

「今日は死ぬのにもってこいの日だ」という心境を、看取り医として、喩えようもなくなつかしく思う。

今日は死ぬのにもってこいの日だ。
生きているものすべてが、わたしと呼吸を合わせている。
すべての声が、わたしの中で合唱している。
すべての美が、わたしの目の中で休もうとしてやって来た。
あらゆる悪い考えは、わたしから立ち去って行った。
今日は死ぬのにもってこいの日だ。
わたしの土地は、わたしを静かに取り巻いている。
わたしの畑は、もう耕されることはない。
わたしの家は、笑い声に満ちている。
子どもたちは、うちに帰ってきた。
そう、今日は死ぬのにもってこいの日だ。[7]

（1）W・ジェイムズ『宗教経験の諸相　上』一一〇頁、桝田啓三郎訳、岩波文庫、一九九八年。
（2）T. M. Luhrmann, *When God Talks Back: Understanding the American Evangelical Relationship with God*, Knopf, 2012.
（3）Luhrmann, Hallucinations and Sensory Overrides, *Ann. Rev. Anthropol.*, 40: 71-85, 2011.
（4）原ひろ子『ヘヤー・インディアンとその世界』三六六頁、平凡社、一九八九年。

（5）辰濃和男『四国遍路』一〇一―一〇二頁、岩波新書、二〇〇一年。
（6）ナンシー・ウッド『今日は死ぬのにもってこいの日だ』八八頁、金関寿夫訳、めるくまーる、一九九五年。
（7）ウッド、同前、三九頁。

意味の世界——認知症高齢者とドナルド・トランプ

認知症高齢者と付き合って驚かされることがしばしばある。もちろん、わたし自身認知能力の衰えた高齢者だが、彼らとの違いは、まだいろいろなことに驚き、感心する性質が残っていることだろう。

たとえば、わたしが感じ入り、頼もしく思うのは、ときとして窺われる、彼らの紡ぎ住む「意味の世界」の柔軟さ、環境への適応力である。

また彼らの「意味の世界」は、認知能力の衰えのない自己中心的人間の紡ぐ「意味の世界」と明らかに異なる。それは、内向きで、無害で、可愛らしい点にある。

1

石田公子さん（以下すべて仮名）は、六〇代後半の方で東京近郊に住むが、アルツハイマー型認知症の診断で都立松沢病院認知症病棟に入院した。同居する息子夫婦との折り合いが悪く、適当な老人施設が見つかるまでの「調整入院」とでもいうべき措置だった。

彼女は若いときから気が強く、活発で、車の運転を好んだ。だがこの車好きがきっかけで認知症だと判明する。あるとき、近所のスーパーに車で買物に行き、帰りは徒歩で帰宅した。「あれ、家に車がない！」。警察に通報すると、スーパーに車を置いてきたのがわかった。

同じミスがたび重なり、近所の医者に認知症だと診断され、アリセプトを処方された。しかし物忘れはよくなることなく、怒りっぽくなり、例の「物とられ妄想」の矛先を嫁に向けるようになって息子との関係も悪化した。息子と彼女は怒鳴りあう。息子は音をあげ、近医を介して彼女に松沢病院へ入院してもらった。

初めて会ったとき、彼女は年齢よりずっと若く見え、姿勢もよく、わたしとの会話にも積極的だった。

当初、彼女はこの場所（認知病棟）は不思議なところで、入るときにはすっと入れたのに出ることができない、自分は車でここに来たので駐車料金が高くなるのが心配だと語った。

「息子さんはどうしておられますか」と聞くと、「息子はワシントンDCにいます。嫁も一緒です」という返答だった。

生活費はどうしているのか尋ねると、夫が家作を遺してくれたので、学生たちに部屋を貸しており、お金の心配はないという。

つぎに会ったときは、彼女はずいぶん新しい環境に馴れていた。もう車の話はまったくでなかった。

ここはいいところだ、近所の人たちがみんな来ている。彼らはみな経済的に困っていない。悠々自適の生活だ。しかも温泉があり、多いときには一日に二回も入浴させてくれる、との話だった。

第三者からみれば彼女の物語は「幻覚」「幻想」「作話」だろう。医師はそのような術語が状況を記述していると安心し、それ以上は考えない。どの向精神薬が適応かなどと、別の方向に心を向ける。

しかし彼女の身になってみれば、その「状況感覚」に応じて「意味の世界」を紡いでいるのがわかる。

井上靖は、自分をもう息子だと認識しない老耄の母の紡ぎ住む世界を推察し、『わが母の記』において母のもつ「状況感覚」と表現した。

最晩年のある日、彼女は、靖の書斎で彼とお茶を飲んでいるが、目の前にいる息子を認知できず他人だと思っている。

靖の仕事机に視線を投げかけていた彼女が、ふいに言う。「この間までそこで毎日書きものをしていた人は亡くなりましたね」。

そういわれてみると、机の上の乱雑さは数日間仕事をしていないほどに見える。またちょうど家には人が入っており、葬式の用意をしているとも見える。

靖は母の描いているであろう情景を推察して「状況感覚」と表現したのだ。彼女の紡ぎ住む「意味の世界」を、彼女の身になって、洞察している。

さて、石田公子さんの「意味の世界」の紡ぎ方には、アルツハイマー型認知症に共通する特徴があった。それは、つねに彼女の誇りあるいは自尊心が保たれるようにその世界が形成されることだ。スーパーに買い物に行き、車を忘れてきても、彼女が忘れたのではない。車は盗まれたのである。彼女の過失ではないから、その自尊心は傷つかない。物とられ妄想が起こるのは財布だけではない。彼女にとって顔を見るのも嫌なのは息子夫婦であろう。彼らはワシントンＤＣに飛ばされることにより、彼女の意味の世界から退場した。

彼女は家作があるため、悠々自適の身分だ。認知症病棟の他の入居者は、経済的に余裕のある近所の人たちである。

病棟はさらに温泉を楽しむ保養地となった。

以上を作話だと片づけるのは容易だが、それでは彼女とのコミュニケーションは作れない。わたしは彼女の世界に入るため、まず「温泉」の湯加減を尋ねることを挨拶とした。

2

依田正子さんは九〇代前半であるが、目のぎょろりとした、眉の濃い、かつてはどんなに精悍な人だったろうと思わせる風貌だった。事実、彼女は壮年期には株の売買をやり大金を操作していたという話である。そのせいか、「お金を貸したのに返さない人がいる」とか、「何百万というお金を取られたのです」と話されたことがあった。

老人ホームに住みながらも、彼女の話では、毎日夕方そこに来てご飯を食べ、寝ていくだけである。

あるとき「おじいさんがこちらに来たので私も来たのですよ」（夫は十数年前に死亡）と話し、「やっぱり家に帰ります。お爺さんは一言も言わないで帰ったのです」と帰宅願望をあらわすこともあった。

ところが別のあるときは「ここはわたしの建てた家、広く建てた」と話したり、「わたし何でここにいるのだろう」と訝るのだった。

彼女によれば、通常は午前中に高島屋で何人かの友だちに会い、食堂でご飯をご馳走になったりするという。

「高島屋でなにを買物されるのですか」とたずねると、少ししゃがれた声で、今は金がないので買物はしないという答えが返った。

さて、彼女の部屋には木彫りのこけしが二本あった。一本は高さ五〇センチ、もう一本は六〇センチもあるが、それは彼女のお金である。

薄い本を胸に入れていたこともあり、それはお金を入れていると思っているのだった。ある日の往診では、大切そうに肩から下げた鞄を持っておられた。盗られないように財産を入れているのだ。今は郵便局に行くのが怖いと言われる。ご機嫌が宜しいので見せていただくと、中には、桃色のタオル、おもちゃの百万円の札束、「私の健康ノート」、空の財布と、木の枠に入った彼女の写真が入っていた。

正子さんには気分のむらがあったが、往診医にとってありがたいのは、どんなに不機嫌なときでも、「あなぁたぁとよべば、はぁーいーと答える」というあの「二人は若い」を唄うと、夕立の雨が一瞬に止むように、ただちに機嫌を直して一緒に歌いはじめることだった。

つまり「二人は若い」は、彼女の「意味の世界」に入るための、万能ともいうべきパスワードであった。

彼女の「意味の世界」では、連れ合いはまだ生きている。ただ、彼女の思うようには行動してくれない。

デパートでは友だちがいて、楽しく時間を過ごしている。かつてのようにお金に余裕がないが、それでもおしゃべりをし、食事を共にするのである。

彼女の部屋には大金（こけし）が置いてあるが、用心して自分の身に付けている鞄には百万円ものお金を入れてある。自分が健康なことは健康手帳にちゃんと記録されている。「二人は若い」は、若くハンサムな男性と幸せな結婚をしたころの彼女に瞬時に戻してくれるのだろうか。そう、彼は優しく、自分を抱きしめてくれた。

わたしは正子さんが好きだった。外見は意地悪ばあさん風だが、可愛らしかった。のちに、彼女はウンチを財布の中に入れたりするのだったが、それを汚いと騒ぐのは周囲の人間だけである。彼女の「意味の世界」のクォリティ・オブ・ライフは上々だった。

3

今期のアメリカ大統領選挙は、共和党のドナルド・トランプ氏（七〇歳）、民主党のヒラリー・クリントン氏（六九歳）という、二人の前期高齢者によって争われている。ともに非認知症であるが、それぞれ「意味の世界」を紡いでそこに住んでいるのは、脳みそをもっているかぎりは確実である。

わたしは同国の大統領選挙にはいつも関心をいだいてきたが、今回のように、まるでわがことのように経緯を見守ったのは初めてだった。

その理由は、もしトランプ氏が大統領に当選するならば、世界の政治・軍事的力の均衡が破れ、貿易戦争が始まる可能性が増えるのみならず、ヒト（ホモ・サピエンス）がもたらした気候変動の進行を止めることも難しくなるからである。

彼の選挙公約は、自分たちは置き去りにされている、見捨てられている、このままでは先がないという不安と、絶望と、それらの感情が転化した激しい怒りに駆られている白人層には天啓のように響いた。それはとくに、低学歴、低所得で、楽天的な「アメリカン・ドリーム」を失った白人男性たちの胸に訴えるものだった。

彼の公約をいくつかみると、まずメキシコ国境を越えて多数のメキシコ人やヒスパニック系の者が入ってきている。彼らは強姦者であり、そうでなくとも不法入国し、安い賃金でわれわれの職を奪っている。だから、メキシコ国境沿いに絶対侵入を許さぬ障壁を造り、その費用はメキシコに払わす。一千万人を超える不法入国者を検挙し、送り返す。

さらに、九・一一事件の際、ニュージャージー在住のムスリムは川向こうの世界貿易センタービルが破壊されたのを喝采していた、と彼は言う。テロリストの温床であるから、ムスリムの入国を差し止める。

ついで貿易については、企業は安い生産地、中国に雇用を移していっている。中国は不当に儲けている。中国製品には四五％の関税をかけて輸入量を減らす。それにより、たとえば、かつての製鉄の都市ピッツバーグの繁栄を取りもどす。

医療保険政策については、国家が強制することなく国民皆保険の状態に近づけようとして工夫され、施行されたオバマ・ケアをただちに廃止するという。

国防に関しては、アメリカはその同盟国に対してあまりに寛大であった。アメリカの軍事負担がこれほど大きいのだから、NATO諸国はその防衛費を増大すべきである。それに対する反応をリトマス紙で測るように見て、今後の態度を決める。日本や韓国も、今の同盟関係を持続させるためにはもっと負担を多くするべきである。なんならこの二国に核武装を許してもよい。

エネルギー政策と地球環境問題に対する彼の見解は、多くの共和党議員の抱く地球環境観と共通するものであった。「そもそも地球温暖化は存在しない」という立場である。地球温暖化はアメリカの製造業を骨抜きにすることを狙った中国の陰謀だと主張する。

したがって、地球温暖化防止のためにオバマ大統領が定めた、火力発電所からの二酸化炭素排出を削減する規制は廃止する。昨年末に合意した温暖化対策「パリ協定」からも離脱する。これは、二〇〇一年就任したジョージ・W・ブッシュ大統領が、民主党のビル・クリントン前大統領の署名した京都議定書から離脱した前例に倣うものである。

以上の公約をみるだけでも、彼の住む「意味の世界」においては、狭い地球上のわれわれが、相依相関あるいは相互依存という関係性の網の中で生き、生かされているという視点がまったく欠如しているのがわかる。彼の住む世界では、強者はその意向を弱者に押しつけることが当然である。

メキシコ国境沿いに障壁を造れば、メキシコはその費用を出すだろうか？　メキシコ大統領は、出さないとすでに明言している。

中国製品に高額の関税をかければ、中国は対抗上当然アメリカ製品に課税するだろう。世界第一と第二の経済国が貿易戦争を始めるならば何が起こるか。それはすでに何度も歴史が証明済みである。

オバマ・ケアが施行されるまでのアメリカの医療制度は、市場原理に基づく民間の保険は存在するものの、医療費はGDPの一六・五％（日本九％）に達し、世界最大の医療消費国であった。しかし六五歳以下の成人二〇％が無保険であり、医療の恩恵に与かるのは途上国並みに難しかった。医療費は日本では考えられないほど高額であり、個人破産の最大の原因が医療費を払えないからだった。健康水準は平均寿命七八・八歳でOECD三四か国平均より二歳近く低い。つまり金持ちは最高水準の医療技術を利用できるが、低所得者は見捨てられているに近い。アメリカの医療システムは、金がかかり、無駄が多く、不公平である。トランプ氏はその状態に戻すという。

国防についても、NATOや日本、韓国との同盟関係にひびが入ったり、それが絶たれたりすれば、喜ぶのはロシア、中国であろう。アメリカが同盟諸国との親密な関係によって護られている事実を無視することは、不可能である。地球は、軍事、通信、移動手段の発達により狭く小さくなってしまった。アメリカが十九世紀的孤立主義政策を選択する余裕はもはや存在しない。

現在の地球温暖化が、ヒト（ホモ・サピエンス）の増殖と人間活動に由来すると見なす点で、科学者の見解は一致する。昨年末のパリ協定では、地球の平均気温の上昇を産業革命以前より摂氏二度までに抑えようと合意し、EU、日本はもとよりアメリカ、中国、さらにインドさえも参加したのである。しかし、上下両院で多数議席を占める共和党の議員のほとんどは、地球温暖化が人為活動によってもたらされた事実を受け入れていない。

地球温暖化は進行し、すでに異常な強さの旱魃、大雨、台風が頻発している。完新世（Holocene）一万年余の、地球の気候史上かつてないほど安定した気候条件が、人新世（Anthropocene）になり崩壊する怖れが現実味を帯びつつある。

4

トランプ氏の紡ぎ住む「意味の世界」は、認知症高齢者の「意味の世界」に比べて、どこが共通しどこが違うのだろうか。

共通するのは、自分の誇り、自尊心を護るために、事実と異なること、つまり虚言を何度でもくり返すことである。

異なるのは、第一に、認知症高齢者の虚言、たとえば嫁に財布を取られたといった「物とられ妄想」と称される作話が、極端に短くなった短期記憶のため、意図せずして生じてしまうのに対し、トランプ氏の嘘は、その途方もなく巨大なエゴがみずから嘘と認めるのを許さないことである。

彼が自分の富と社会的立場を利用して、図々しく、魅力的な女性の乳房や性器を触ったりする行為をくり返してきたことは、すでに二〇人にちかい「被害者」の証言がある。彼は、これらの訴えはいっさい偽りであると主張している。

第二に、トランプ氏は、事実ではないことを事実だとして、執拗に、かつ効果的に、外に向け訴えるエネルギーをもっていることだ。これは認知症高齢者にはけっして見られない現象である。たとえば、彼は選挙機構自体が彼に不利になるように仕組まれている（rigged against Trump）と、集会において、メディアを通じて主張してきた。それどころかこの「選挙不正（rigged elections）」の訴えを選挙運動の中心問題にまで膨らましている。

では、現実はどのようなものか。『ニューヨーク・タイムズ』によれば、調査は幾度もなされているが、事実上、この国で不正選挙は認められなかった。現在まで行なわれたもっとも包括的調査では、アメリカで二〇〇〇年から二〇一四年までに行なわれたすべての選挙において投じられた十億票のうち、わずか三一票が詐称的不正だった、という。

さて有権者は、この問題に関してどのような印象を抱いているか。唖然とする社会現象が生じている。ほとんど半数の有権者は、不正選挙がしばしば、あるいはときどき起こっていると思っている。トランプ支持者の三分の二、クリントン支持の四分の一がそう思っていた。

実際には存在しない不正を存在すると主張するのは嘘である。しかし、嘘をくり返し主張するならば、嘘は真実になる。歴史は、それがしばしば、起こりうることを物語っている。

さらにトランプ氏は、自分が大統領に選ばれたときにはそれを受諾するが、選挙結果が彼を落選させるときには、選挙結果を受け入れないことをほのめかしている。

また彼は、候補者同士の討論で、自分が当選したらクリントン氏を監獄にぶち込むと凄んでいる。つまり彼は、自分が破れたときには民主的選挙制度の正当性を否定し、自分が権力を握るならば、競争者を恣意的に投獄すると公言している。それは明らかな独裁者のうそぶきである。

民主主義を誇ってきたアメリカは、その民主的選挙制度を通じて独裁者を当選させ、民主制度が自壊する道をたどるのだろうか。

共和党は、「人民の、人民による、人民のための政治」を唱えたアブラハム・リンカーンの党である。その党が独裁者を選出するのは、歴史上最大の茶番劇といえよう。それが起こるかどうかはもう数日後に判明する。

民主的選挙という「人の声」はもとより「天の声」ではない。しかしこの頃では石牟礼道子が指摘するように、天でさえ当てにならない。

祈るべき天とおもえど天の病む(1)

（二〇一六年十一月一日記）

後記　校正のためのゲラが届いた日に、ドナルド・トランプ氏が大統領に選ばれたことが伝えられた。感想はいろいろあるが、ここでそれを記すことは差し控えよう。

しかし一言確実に言えることがある。彼の選挙スローガンであった「もう一度偉大なアメリカを」が実現することは今後けっしてないという事実である。

彼は巧妙なデマゴーグとして、人々の不安を怒りに転換させ、その怒りを現在の政治体制に集中して向けさせることに成功した。

わたしの付き合う認知症高齢者たちも、記憶の衰え、時や場所の見当がつかなくなるために実存的な不安を体の芯で感じている。それが、易怒性、せん妄、妄想、幻覚に転化するのは、実存的不安こそがもっとも耐えがたい感覚だからである。しかし彼らは付き合いがたくとも社会的な害悪を及ぼさない。

トランプ氏に投票した人たちは、自分が認知症高齢者とまったく同じ心理的力動に従って行動しているとは夢にも思っていないだろう。しかしトランプ氏の言うことを信じようが信じまいが、「俺を選んでくれたらすべてうまくいくのだ」という大ぼらを信じたのは、認知症高齢者とまったく同様の妄想と幻覚状態に陥ったように見える。

それが理解されるようになるのは、どの歴史的時点であろうか。パリ協定から離脱する場合には、気候変動としてもう百年もたたずに実感されるだろうか。いや、それを待つ必要もないだろう。

拙著『痴呆老人は何を見ているか』の副題は、「われわれは皆程度の異なる『痴呆』である」であった。それをかくも巨大なスケールで実感するときが来るとは、この「痴呆老人」にも予見できなかった。

（1）石牟礼道子句集『天』一〇頁、天籟俳句会、一九八六年。

「一人一宇宙」

1

米国の新大統領に選出されたドナルド・トランプ氏は、就任以前すでに、フォード社がメキシコに工場をつくる計画を立てているのを知ると、ツイッターでフォードの車には高額関税をかけるという脅しをかけてその計画を撤廃させた。

ゼネラルモーターズ社についても、同様の脅しをかけて同様の計画を撤廃させた。さらには、トヨタのメキシコ工場新設計画についても同様の脅しをかけている。

しかし、これらの措置が働き口をアメリカに留めるという意味での効果は無視できるほど小さい。ノーベル経済学賞を貰ったポール・クルーグマンによれば、一日に約七万五千人が失職して（そしてその大部分が職を得て）いるほどアメリカ経済は巨大である。しかも、関税をかけて製品価格が高くなれば、割を食うのは、結局、消費者である。

彼は、これらの企業を恫喝することにより、選挙民に自分の力を誇示しているつもりだろう。「どうだ、俺さまの強さを見たか！」

オバマ政権のジョー・バイデン副大統領が、「ドナルド、大人になれ」"Grow up, Donald, grow up!" と苦笑しながらたしなめるシーンがCNNで放映された。

トランプのやっていることは、小学四、五年のガキ大将がやっている威張り方そのものだ。彼に投票した選挙民は小学低学年ぐらいの精神年齢であろうか。

わたしというナイーブな「痴呆老人」は、戦後、占領軍総司令官ダグラス・マッカーサーが、日本人は「十二歳の精神年齢」と評したのを憶えている。

とすれば、大統領にトランプを選んだアメリカ人は十歳に達しない精神年齢であろうか。

いや、そんな失礼なことは、礼節を知る日本人のわたしは言わない。アメリカには、わたしの尊敬する優れた人たちが大勢いる。

マッカーサーという、異人種や異文化を見下した軍人秀才の一言は、自国民にも当てはまる歴史的皮肉を指摘したいだけだ。

しかし、トランプを選んだアメリカ人の四人に一人は、太陽が地球を回っていると思っているし、四割以上が、世界は過去一万年以内に一週間のうちに神により創造されたと信じている事実は、注目してもよい。

その人たちの住んでいる「宇宙」は、中等教育を受けた日本人の住む「宇宙」とは違うように見える。

2

二〇一七年一月五日付の『朝日新聞』には、九〇歳になる認知症の妻を介護する同い年の夫の苦労が紹介されている。

彼女はすでに夫を認識できない。いくつになったのかと夫が訊くと、「三〇歳です」と答える。「ハハハ。生年月日は?」と笑顔で続けると「大正十二年」。実際は大正十五年だ。しかし夫は「よう覚えとる」とほめるので、彼女は穏やかな表情になる。

夫は「以前なら九〇歳だろ、と言ってケンカになった。でも、いまは正さない。だから平静でいられる」と語る。

彼の苦労は約十五年前、妻がタンス貯金を夫に盗まれたと疑ったころから始まった。七、八年前から徘徊が始まり、夫を認識できなくなった。「家に帰る」という妻に、ここが自分たちの長年住んできた家で、自分が彼女の夫だと説明しても、彼女はわからない。「ボケババア。殺してやろうか」と身が震えたという。

転機になったのは、認知症の人の言動を正さず「演技」で受け入れることを体験する講座に参加したことだった。

かならずしも全面的に納得したわけではないが、ある夜、妻が家に帰ると言ったとき、「タクシーを呼ばないかん」と電話するふりをしてみた。「じゃ待っている」。さらに「弟さんが迎えにくるって」と伝えると落ち着いた。

夫は、認知症の妻が紡ぎ住んでいる「意味の世界」をかならずしも充分理解したわけではないが、彼女の話を否定せず、彼女の意向に沿った「演技」をすることにより平和を取り戻したのである。

3

訪問診療をする医師、看護師、老人施設で認知能力の衰えた人たちをケアする介護士などは、これらの高齢者に付き合い、つねに穏やかに事を進める必要に迫られる。

認知症高齢者の紡ぎ住む「意味の世界」を推察し、彼らと付き合おうとすれば、とうぜん彼らと同調する「演技」をすることとなる。

なぜ演技する必要があるのか？

それは、認知症高齢者には、「不安」という耐えがたく不快な情動が容易に生ずる心理的ダイナミズムがあり、同時に、反対されると傷つきやすい「自尊心」、「誇り」、「エゴ」とでも呼びうる「心理的自己防御機制」があるからだ、とわたしは推察する。

代表的な例は、「もの取られ妄想」と呼ばれる現象である。タンス貯金を盗られたと騒ぐ老女は、短期記憶が失われている。しかし、責任を夫に転化することにより、自分の「自尊心」を護っている。

したがって、認知症高齢者と付き合う医師、看護師はけっして彼らの言うことに逆らってはならない。つまり彼らの「意味の世界」に入り演技し、誘導するのである。

大国紀子さん（仮名）という九〇歳の女性が老人ホームにおられた。小柄で痩せており、認知能力は中等度から重度に落ちていたが、おしゃべりで、快活な方だった。

九州に生まれたが東京に移ったため、友だちに訛りをからかわれたという話を何度もするのだった。また「お転婆で、平気で木に登ったりしたので、いつも親に叱られるの。あなた女の子なのよって」。

東京のさる高校の国語教師を務めたが、独身で過ごされてきた。

さてこの方は、父も母もともに元気でいますと話される。父は神戸の電機会社に勤めていたが、いまは定年で悠々自適である、しかも彼女自身は今も神戸と東京のあいだを行ったり来たりしているという。

「お母様は？」と聞くと、「母は元気にしています。母をここに引っ張ってくれればよかった」との答え。

わたしが彼女を隔週に診るようになって一年ほど経ったころ、往診に行くと不機嫌である。

同行の看護師が挨拶すると、「あなた方と会うのは初めてです」。往診の医師だと告げても「そのお医者さんに会ったことはない」と、にべもない。

それどころか、彼女は中野のお寺で叔父の和尚さんに育てられたと言う。「赤ちゃんのとき、その叔父の膝の上に載せてもらったのです」。

お寺の話をふんふんと頷きながら傾聴し、「それではまた伺います。叔父さまによろしくお伝えください」と退散した。

二週間後にまた伺うと、彼女は元の彼女に戻っていた。「私を診てくださる先生は忘れませんよ」とおっしゃる。ありがたい話だ。

しかし、施設の介護者によれは、彼女は施設に住んでいることを納得はしていない。ほとんど毎日「なんで私ここにいるの？　わたし悪いことしていないのに」と訊ねるのだ。

介護者はこのささやかな苦情には慣れているが、なぜ彼女がそういうのか、理解できないという。

4

一六〇〇年ほどまえに唯識の哲学、深層心理学を完成させた僧たち、マイトレーヤ（弥勒）、アサンガ（無著）、ヴァスバンドゥー（世親）は、わたしたち一人ひとりがそれぞれの「宇宙」に住んでいることを見出していた。

わたしたちは、自国や他国の政治的混迷について語り合い、経済情勢について論じ、買い物情報を伝えあい、自分たちはそういう世界を共有していると思っている。

ことばを変えれば、自分たちの見るもの、聞くもの、触るものから世界が成り立ち、自分はそこに住む一員だと思っている。

その考えを否定して、ハーバード大学の脳科学者スティーブン・コスリンが「わたしたちの脳は自分の経験と記憶から世界を創っている」と言ったことは、前に紹介した。

そのひとつの例として、奈良の唯識の本山、興福寺に伝わる和歌「手を打てば、鯉は餌と聞き、鳥は逃げ、女中は茶と聞く猿沢の池」を挙げた。たしかにどの動物の脳も、環境からの同じ音刺激を、それぞれの経験と記憶から解釈し、反応している。

この事実は、認知心理学ではすでに常識になっているというが、一般の人にはすとんと腑に落ちないのではないか。

わたしたちは、環境中のあるものを見る、聞く、触るといった行為から生ずる感覚に対して、「すき」、「きらい」といった何らかの思いを抱き、言語化し、コトバとして理解している。

たとえば、「桜が咲いている」と聞けば、脳裏に、ただちに桜の姿が生じるだろう。言いかえると、桜が世界から分節され、イメージとして現れ、それに対して過去に見た桜の姿を重ね合わせながら「美しい」という思いが生じる。つまり、世界を分節し、イメージを創り、情緒を醸し出すのが、コトバのもつ心理作用である。

しかし、そこに現れる桜の姿は、それぞれの人が過去に美しいと思った経験に応じた、恣意的なものである。故郷の墓地に沿った桜並木かもしれない。わが家の庭に咲いている一本の桜の老樹であってもよい。千鳥ヶ淵に映る豪華な夜桜でもよい。

桜という一言だけで、わたしたち一人ひとりが、「自分と桜」を真ん中に据えた「宇宙」を心のなかに描きだす。

5

ドナルド・トランプ氏の性格で際立っているのは、「常習的嘘つき」であること、さらに、ちょっとした反発に対してすぐにかっとなり、反対者を徹底的にののしる「易怒性」だ。

そこに窺えるのは非常な不安と極端なうぬぼれ（egomania）の融合である。

常習的嘘つきとはひどい表現と思われるかもしれないが、トランプ氏の発言はその七割以上が嘘か嘘に近いという事実確認機関（Factcheck.org）の判定がある以上、わたしの偏見ではけっしてない。

たとえば、大統領就任演説で、「犯罪と悪党と麻薬によってあまりに多くの命が失われている」と述べ、こういう「死屍累々たる殺戮（carnage）は、いまここで終わる」と見栄を切っている。

彼は、選挙運動中も現在のアメリカの殺人率が過去四五年で最高である、新聞はそういうことにけっして触れない、と断言した。それは当然のことで、現在の殺人率は、ピーク時の一九八〇年の半分にも達せず、一九六五年から二〇〇九年のどの年よりも低いのである。こういう明々白々の嘘を大統領就任式でも吐く。

大統領選の総投票数では、ヒラリー・クリントン氏の得票数は彼よりも三百万票ほど多かった。しかし彼は不法移民など三百万人以上が彼女のために不正投票をしたからそうなったのであって、自分には一票も投じられなかった。実際は、彼のほうが総得票数でも多かったのだ、と公言している。もちろん、それを裏づける証拠はまったくない。

さらに、税金を長年払ってきていないことが疑われてきた。確定申告を公開しない理由は、はじめは手続きが複雑で時間がかかるという理由だったが、選挙で当選すると、そんなことに関心をもつのはメディアだけだ、と居直っている。

しかし最近の『ワシントン・ポスト』とABCニュースが共同で行なった調査では、七四%のアメリカ国民（共和党員の五三%を含む）は大統領の確定申告は公表されるべきだと信じているのだ。

常習的嘘つきだ、と呼ぶのは誇張ではない。

彼の易怒性と意地悪さは、ツイートで発信される罵詈雑言で世界の何処でも観察されてきた。たとえば、彼の人種差別に反対して大統領就任式に出席しないという黒人の下院議員に対し「口先ばかりのお喋り、お喋り、お喋り。もっと自分の選挙区にいて役立ち、安定させろ」

新年のメッセージは、「皆に新年おめでとう。ぶざまに負けて茫然自失している俺さまの敵にも」

ミュージカル「ハミルトン」で、副大統領に選ばれたマイク・ペンスに「アメリカ的価値を支え、われわれすべてのために働いてくれ」と訴えた俳優については、「生意気な、侮辱しやがって、セリフもろくろく覚えられないくせに！」

ここに、虚言癖があり、きわめて傷つきやすい巨大なエゴ、しかも小学生並みにしか発育していない精神年齢の持ち主が、第四五代アメリカ大統領になった事実を認めざるをえないであろう。

6

「一人一宇宙」。人は、それぞれの「宇宙」に囚われていると唯識学者横山紘一氏は喝破した。わたしもその主張に賛成する。

その「宇宙」は、わたしの述べてきた「意味の世界」と重なる。

また、心を診る医師として、わたしの親しく交わる認知症高齢者の囚われている「宇宙」と、ドナルド・トランプ氏の囚われている「宇宙」の相似点にも注目せざるをえない。

認知症高齢者が「もの取られ妄想」を抱いているときは、その「宇宙」を支える「誇り」「エゴ」を傷つけないように配慮する必要がある。介護者は一緒に探すふりをして、「ほらここにあった、よかったね！」と演技する。それを何度でもくり返さなければならないところに介護の悲哀と「学び」が生ずる。

つまり、認知能力の落ちていない者が、認知症高齢者と穏やかにやっていくためには、認知症高齢者の「宇宙」を壊さないように演技しなければならないことを学ぶのである。

トランプ氏の場合はどうだろうか。世界最強国の頂点に立つ者には、周囲の者は最大の配慮を払うのが普通である。

彼はすでに豪語している。「俺は偉大な大統領になる。アブラハム・リンカーンに次ぐ座を占めるだろう」。彼には認知症高齢者の「もの取られ妄想」に匹敵する「誇大妄想」がある。

しかし、虚言を虚言と認識せず、自分に対する批判に信じられないほど敏感に傷つく巨大なエゴをもち、しかも異を唱える者には極度に攻撃的な権力者の囚われている「宇宙」を壊すことは、周囲にとってきわめて危険だろう。

いち早くご機嫌伺いに飛んだわが国の首相は、「信頼できると確信した」と国民に伝えたが、トランプ氏はあっさりとTPPからの離脱に署名した。

メキシコとの国境に密入国者の潜入できない壁を築き、その費用はメキシコに払わせるという。メキシコ大統領がそれを拒否すると、メキシコからの輸入品には二〇％の関税をかけると恫喝している。

そのような権力者の周りには、お世辞を言い、唯々諾々と命令に服するという「演技」に長けた者たちが集まるのが、歴史の示すところだ。

彼の報道官はすでに「史上最大の群衆」が大統領の就任パレードを祝福するために集まったと述

べ、オバマ前大統領のときのほうがずっと多かったと指摘されると怒って、メディアと喧嘩した。

しかも不吉なのは、その報道官は大統領に不利な質問をする者には応えようとしない様子が放映されている。全体主義、独裁国での最初のステップは、「なぜ?」という質問を無視することから始まる。

民主主義を標榜する国が、健全な民主主義国でありうるためには、権力におもねることなく、真実を伝え、ときには批判する、健全なメディアの存在が必須である。アメリカのメディアは、今後、その責任を果たしうるだろうか。

いずれにせよ、「アメリカ第一主義」のトランプ新大統領は、嘘つきで、人種差別を行ない、強者の論理を弱者に押しつけるガキ大将的精神年齢の持ち主である。その印象は、世界中に広まりつつある。

確実なのは、自由で民主的で寛容だという誇らしいアメリカのイメージが、霧散消失しつつあることだ。

前代未聞のショーが始まる。

臆病と用心──エイズの場合

日本社会はエイズ感染について無関心になりつつある。いまや、感染しても早期に治療すればエイズ発症は防げるのだ。

もちろん、エイズがもはや社会的に無視できる問題になったわけではない。近年、新しいＨＩＶ（エイズ・ウィルス）感染者は、年に約一〇〇〇人、新患者は約四〇〇人で推移しているという。病気に関するスティグマは残るし、今後も消えることはない。

しかし、なにはともあれ、ＨＩＶ感染は防げるのだ。エイズ流行の歴史的様相をみると、性感染症に対する意識が文化によって大きく違い、生死を分ける結果につながったのを痛感する。

ふしぎな流行病

一九七六年から二年間、私はハーバード公衆衛生大学院で社会医学のイロハを学んでいた。社会医学というと堅苦しいが、その関心のひとつは、健康にかかわる出来事が将来社会にどのように深刻な影響を与えるか、を予測することである。

当時、アメリカの疾病対策センター（CDC）から死亡と疾病動向についての週刊報告Mortality, Morbidity, Weekly Report（MMWR）が出ており、奇妙なことが起こっていた。

虚弱な老人に起こるカポジ肉腫や、未熟児に見られるカリニイ肺炎に、強壮な青年が罹る例が続出していた。その青年たちはゲイであったり麻薬常用者だったりした。

同じ不思議な現象は、ヨーロッパ大陸においてもゲイや麻薬常用者の間で広がっていた。

帰国してからもMMWRを購読し、何がその奇妙な現象の背後にあるのかを訝っていたが、一九八一年、それら多彩な病像は、エイズ（後天性免疫不全症候群）という病気に統合された。さらにその後レトロウィルスの一種HIVの仕業によるものであるのがわかった。

そのころ、エイズは感染から発症するまでの期間は比較的長いが、効果的治療法が存在しない致死的な病気として、恐怖の的であった。

当時、アメリカでは毎週何十人、何百人というエイズ患者、HIV感染者が見つかっていた。ゲイは性的に放縦であり、傷つきやすい肛門性交をするので感染しやすい。しかもキンゼイ報告によると白人男性の四〜十数％が程度の異なるホモセクシュアルという。つまり男としかセックスをしないゲイから、男とでも女とでも寝るバイセクシュアルまでばらついた。

人気俳優のロック・ハドソンや歴史的名ダンサー、ルドルフ・ヌリエフ、さらに哲学者ミシェル・フーコーがエイズで斃れたことは、ゲイとエイズの結びつきを強く印象づけた。

エイズ流行は、アフリカ大陸においてはすさまじくも異なる様相を呈していた。エイズは男女間の性交により感染し、slim disease と称されたように、微熱や下痢が続き、みるみる痩せていき死に至るのであった。

地域としては、サハラ砂漠以南のエイズベルトといわれるザイール、ザンビア、タンザニア、ルアンダなどの国々で猖獗を極めていた。

たとえば一九八五年ザンビアの首都ルサカでは、大学教育病院の医療関係者五人に一人、性病クリニック患者の三割、妊婦の一割がＨＩＶ感染者だった。[1]

これはセックスに開放的なのが原因であり、エイズ患者では年間の性行為を行なった相手が平均三二人であるに対して非感染者では三人、という報告もあった。[2] いずれにせよ、同国のカウンダ大統領のいちばん嘱望する五男がエイズで死亡したことが示唆するように、教育程度の高い、俗な言葉でいうと甲斐性のある男ほど、感染率は高いのだった。

アジアのエイズ流行　日本とタイ

では日本ではどうなのか。それがまったく情報がないのだった。

一九八五年春になり、ようやくＨＩＶにより汚染された血液製剤を使った数十人の血友病患者が感染者として報告されたが、ゲイや性風俗産業従事者（以下セックスワーカー）からの感染の報告がなかった。当時アメリカではすでに三万人以上のエイズ患者が出ており、そのうち七割はゲイ、二割が麻薬常用者だった。

一九八六年初めになっても、日本のエイズ流行の様子はかいもくわからない。わたしたち社会医学徒を自称する連中は、しびれを切らして、「デルファイの神託」という方法を用い、血友病患者を除く日本での流行予測を行なった。これはハイリスク・グループ（麻薬常用者、ゲイ、セックスワーカーなど）の規模や感染率などのデータを示して、感染症や血液病の専門家たちに、何年後には何人の感染者、患者が現れるかを推定させるものである。全員からの推定値を何度かフィードバックすると、推定値はある値に収斂していくのだった。

この方法はあてずっぽうと聞こえがわるいが、「賢人」たちが不充分な証拠を基にして推測するものだから確度は低い。しかし彼らは、それでも一九九一年一〇〇人、一九九六年一〇〇〇人、と患者数を推定した。これはアメリカなどに比べると問題にならないほど少ない。

この時期、アジアではタイにおいてエイズの爆発的流行が起こっていた。タイの最初のエイズ患者が報告されたのは一九八四年で日本と同時期である。しかしタイはラオス、ミャンマーにまたがる麻薬の生産地「黄金の三角地帯」の一角を占め、売買春の習慣が一般である。麻薬常習者だけでも最大で五〇万人に上ると推定されていた。麻薬や売買春のルートを通じて感染者数はうなぎのぼりに増え、一九九一年には三万三千人（総人口は日本の半分）と報告された。日本ではその翌年に六二三人（血友病患者を除く）であった。

垣間見たエイズベルトの国

日本でのエイズ流行を予測しその対策を論じた論文[3]を書いたため、世界保健機関（WHO）に依頼されて、一九八七年の暮れ、アフリカのエイズベルトの国のひとつザンビアのエイズ流行状態を視察した。同行の相棒はフィンランド人の臨床ウィルス学者だった。ちょうど雨季が始まるときで、街を飾るジャカランダの紫の花は一雨ごとに消えていくといわれていた。

エイズベルトでは毎年一五〇万人に達する感染者が出るといわれていたが、地域の各国政府はエイズについては神経質になっており、当初、その流行を否定していた。その存在が否定できなくなった後でもアメリカの同性愛者が持ち込んだと主張していた。観光が大きな収入源であるのに性病であるエイズが流行していては都合が悪いにちがいなかった。

しかしいずれの国も、エイズが感染症と判明しても対策に取り組む人的・設備的手段に乏しく、政府の意欲も強いものではなかった。

わたしたちは、まずザンビア第二の都市ンドラの熱帯病研究センターを訪れた。これは一九七六年、WHOの援助で建てられたンドラ総合病院の一翼にあり、病院の外観は壮大だが公共の建物にカメラを向けることは許されていなかった。内部はメンテナンスが不備で乱雑に汚らしく、荒廃という言葉が念頭にうかんだ。私が入った男便所は便座がすべて欠けていた。窓ガラスの割れも多かった。

研究センターに入るには精神科病棟に入るような格子戸をくぐっていかなければならないが、これは盗難よけである。

同センターの疫学部門は、ザンビア北東部のカンパンブという地域の人口調査を行なっていた。そこは、住民が四〇人から六〇〇〇人までのさまざまな規模の部落が点在する人口約四万人の地域である。部落には保健補導員がおり、出生死亡などの記録を取って疫学の専門家に協力するのだった。

この人口調査によれば、ザンビアは典型的な多産多死の国であった。乳児死亡率は二〇％に達し、一五歳から二五歳の年齢域でも人口が半分に減少していた。一部、若い男が都市部に働きにでるといった人口流出があるものの、死亡がおもな原因だという。その死因はさまざまな下痢性疾患、マラリア、住血吸虫症、眠り病、結核などである、結果として、生殖活動がピークになる年齢層では、男女人口比が一対二に近づくのだった。

身体の不調を訴えるものもきわめて多く、調査時点からさかのぼり一ヵ月間に何らかの異常があるものは、大人のほとんど九割に達していた。

つまり、種族の保存を図るためには、できるかぎり多くの子どもを産む必要がある。

性風俗もこの要請にこたえたものだ。この地方で一人の男が二人ないし三人の妻を持つことは普通である。しかし婚外交渉は男女ともごく一般的であって、ほとんど多夫多妻といった印象さえうける。

「ここでは売春婦とそうでない女の区別をつけるのはとても難しいのです」と、説明に当たったセンターの疫学専門家ボアティン氏が笑った。

「もし、一人の男性から金を貰いその男性とセックスをするのが妻であり、多数の男性からお金をもらい多数の男性とセックスするのが売春婦であるなら、この地域では両者の区別をつけるのはほとんどできません」

その後、エイズベルトのある国に派遣されたＪＩＣＡの専門家が、老人と子どもしかいない村を訪れた話をしてくれたことがある。生殖活動の盛んな年齢層はエイズで死に絶えたのだった。

臆病は知恵

なぜ日本ではエイズ感染が徐々にしか増えなかったのか。エイズへの日本人の対応を見ると、いくつか性格的特徴が見えてきた。

まずパニックに陥りやすいことである。

一九八七年正月、神戸の売春行為を行なったとされる一人の女性がエイズ患者であると報ぜられると、パニックが起こった。京阪神の保健機関は、報道の当日から殺到する問い合わせと検査希望により、ほとんど麻痺状態におちいった。その後わずか二ヵ月間に約一万三〇〇〇人がエイズ抗体検査を行なっている。驚いたことには、その期間少なくとも数千人に達するセックスワーカー（ソープ嬢）が検査されたが、感染者はゼロという結果だった。

しかしこの事件は、明治以来、売春禁止運動にたずさわる者がなしえなかった悲願を実現させた。性風俗産業、とくにソープランドに閑古鳥が鳴き、閉店が相次いだ。

ついで、危険行動を避ける慎重さがあることだ。賢い臆病さと言ってもよい。

一九九二年、わたしたちが日本とタイで男女高校生のエイズについての知識と意識を調査したところ（日本：一一七一名。タイ：七〇二名）、知識量は同じだったが意識においては大きな差があった[4]。たとえば「私はエイズが怖い」という意見に対しては、両国の高校生の九割までが賛成する。しかし「私はエイズの感染が怖い」に対して日本の九一％がそうだというのに対し、タイは三四％に過ぎなかった。当然性行動に違いが出る。セックス体験は日本では男女ともほぼ一割弱であるのに、タイの男子学生は二五％、女子は二％であった。

つまりタイ男子学生の相手はセックスワーカーであり、彼女たちのＨＩＶ感染率はところにより三〇％に達していた。コンドームの常時使用は、日本七三％に対しタイ三八％だから「コンドーム、コンドーム」と警鐘を鳴らすミーチャイ氏のような政治家が現れても不思議ではなかった。

性行動にともなう感染の有無に影響するのは、あきらかに意識であり知識ではない。日本の学生はエイズ感染に対し臆病であり、感染の怖れのあるセックスに慎重だったと言えよう。

魔女狩りというヒステリー

臆病で、パニック状態を起こす心理の中核にはつよい不安がある。不安はもっとも不快な情動であり容易に怒りに転化する。これは認知症高齢者でも、非認知症の壮年でも同様である。

認知症高齢者は、しかし、「魔女狩り」という社会現象を起こすことはない。

血友病患者のエイズ感染は、同病にきわめて有効な血液濃縮製剤に混入したＨＩＶによるものである。

郡司篤晃氏は厚生労働省の生物製剤課長を一九八二年八月から八四年七月まで務めたため、血友病患者のエイズ感染に責任ありとして、ＮＨＫをはじめとするメディア、患者団体などから糾弾された。ジャーナリストによる個人攻撃は執拗だった。

彼は一九八五年から九八年にかけて東大医学部の保健管理学教授であったが、血友病患者にエイズが流行したことについて、激しい非難が続いていた。

東大キャンパスのすべての門やバス停に「血友病患者一八〇〇人『殺人政策』の責任を取れ！」という立て看板が置かれ、赤門には彼の巨大な写真入り立て看板が立てられた。

看板には東大職連と記されていたが、実際には農学部の温品惇一助手がやった仕業で、彼はのちに名誉棄損で訴えられて謝罪し、慰謝料を払った。

一九九八年三月、郡司氏は東京大学を退官した。退職する教授の最終講義は、それまでの研究を纏めて報告し、学部長、同僚など関係者が聴講する。さいごに「ご苦労さま」と花束を贈呈する儀式である。

そのさい、講堂の前方の席を血友病患者川田龍平氏と「龍平氏を支える会」の人たちが占拠した。講義を始めようとすると、彼らはまずエイズの問題に答えろと要求した。学生の一人が「始めましょうよ！」と怒鳴り、一瞬静まった隙に、郡司氏は講義を始めた。講義が終わるとまた彼に対する糾弾集会のようになった。

わたしは当時つくばの国立環境研究所に移っていたので、この話を聞いたのは最終講義のあとに行なわれる彼の歓送パーティーであった。

わたしは、エイズ流行に関心をいだく社会医学徒として、この問題について最新の知見を伝える医学雑誌をそれなりに追跡していた。しかし血友病患者のエイズ感染については、複雑な事情が多く、手に負えないという印象だった。

郡司氏が亡くなる一年ほど前に、彼の『安全という幻想』（聖学院大学出版会）という著書が出版された。血友病患者がなぜ感染するに至ったか、彼がどのような理不尽な糾弾を受けたか、その流れを冷静に、的確に、叙述した名著であった。同書を読んではじめて彼がおかれた立場の難しさがわかり、しかもどんなにつらい思いを彼が味わっていたのかに胸を打たれた。

現在言えることは、もしわたしが彼の立場にあったとしたら、彼と同じように、いや彼以上に激しく糾弾されていただろうというものだ。

結論を言うと、彼には責任はなかった。

まず、彼が生物製剤課長に就任した一九八二年当時、エイズ感染した血友病患者の半数は、すでに、感染していたのである。

ついで、そのころエイズが何によって起こるかわかっていなかった。しかもエイズ感染の原因が発見されても、その情報が吟味され、受け入れられ、共有されるまでに時間がかかる。

アメリカの国立衛生研究所（ＮＩＨ）はきわめて先端的な研究を行なうところだが、そこが初めてエイズ研究に着手したのが一九八三年四月である。

同年五月、アメリカ血友病財団が「血友病患者のエイズ発症は二万人に一一人ときわめて低い、だから患者や治療者に不安を与えるような治療の変更はしないように」という通達を出し、日本にも伝わっていた。

同じく六月、日本の厚生省では「ＡＩＤＳの実態把握に関する研究班」が設置され、第一回エイズ研究班会議が開催された。研究班長は帝京大学医学部の阿部英教授だった。

さらに同年九月、「全国ヘモフィリア友の会」が厚生省に陳情に来ている。その年二月に濃縮製剤が保険で扱えるようになり、ただ怪しいというだけでは濃縮製剤の使用を禁止しないでくれという陳情だった。

郡司氏は一九八四年七月、健康増進栄養科に異動した。

そのころすでに加熱製剤にしたほうがよいという説もあったが、まだエイズについて誰もよくわかっていない時期だった。一九八五年の内科学教科書にもエイズの記載はない。民衆の不安という情動が怒りに変えられ、ある目標にむけられるときの凄まじさを、歴史はくり返し観てきた。

小は魔女狩りから、大は政権獲得まで、その幅はばらつく。ドナルド・トランプ大統領というペテン師にその壮大な例を見る。

日本のエイズ流行は緩徐に拡大していくだろうが、アメリカやタイのような爆発的な流行はない、というのが疫学的データに基づく社会医学徒たちの解釈であった。ハイリスク・グループとされる麻薬常用者がほとんどおらず、売春にたずさわる女性のＨＩＶ感染率が無視できるほど低いからでもあった。

しかし、日本人のセックスワーカーにほとんどＨＩＶ感染が認められなかったのはなぜか。たとえばアフリカのセックスワーカーの感染率は三〇〜八〇％と報告されていた。これに対して、わたしたちの共同研究者でソープランドの密集する吉原のそばで開業する婦人科医は、一九八五年以来一〇年間、五〇〇〇人以上の吉原で働く女性から二万二千検体の採血を行なっていたが、陽性検体はなかったのである。

この事実を説明する仮説は、①コンドーム装着率がごく高い、②ＨＩＶに感染した客がごく少ない、③彼女たちは怪しいとみなす客にはコンドームを装着させる技術をもつ、の三つあるとわたしたちは考えた。

この婦人科医は、受診者の女性たちがどのくらいの割合で客にコンドームを着けさせるかを調べた。客は普通コンドームを着けることを好まない。伊藤裕作歌集『シャボン玉伝説』によれば、

コンドーム被せるだけで値はおちる　我の肉体生肉なれば⑤

彼の調査によるとつねに装着を求めるソープ嬢は五割にすぎない。しかし、そのような女性の六割強は、コンドームを「口で装着する技術」を店長や同僚から学んでおり、それを実施しても客に見つかることはほとんどない。つまり、彼女たちは「怪しい客」には、気づかれないうちにフェラチオでコンドームを着けていたのだった。

このことを医療人類学者マーガレット・ロックに話すと、彼女はアングロサクソンの社会でそんなことをすると、客から女が殺される危険があるという。実際イギリスのグラスゴーからの報告によれば、立腹した客が、ストリートガールの股にショットガンを突っ込んだりしている。

日本ではフェラチオによる装着がばれても、そういう暴力的抗議をする客はいないのだった。この巧みなエイズ予防技術は、日本という平和な性文化の産物であった。

（1）Melbye, M. et al., Evidence for heterosexual transmission and clinical manifestations of Human Immunodeficiency Virus infection and related conditions in Lusaka, Zambia, *Lancet*, ii: 1113-1115, 1986.

（2）Clumeck, N. et al., Heterosexual promiscuity among African patients with AIDS, *N. Engl. J. Med.*, 313: 182, 1985.

（3）Ohi, G. et al., AIDS prevention in Japan and its cost-benefit aspects, *Health Policy*, 8: 17-27, 1987.

（4）ニグン・ジッタイ、大井玄「エイズ国際比較調査／タイvs日本、高校生のエイズに関する知識・態度・リスク行動」、『現代性教育研究月報』、一九九三年一月号、11: 1-5。

（5）伊藤裕作歌集『シャボン玉伝説』五五頁、ブロンズ新社、一九八八年。

懐かしい人

1

鈴木継美先生は北千住生まれ、江戸っ子気質の論理を重んずる秀才だった。

早生まれ、旧制中学を四年で終了し、旧制新潟高校に入り、東大医学部にも浪人することなく進んだ。在学中は東京大学新聞部に入り、セツルメント運動にも参加した。

セツルメント運動と聞いても、もう知らない人が多いが、戦後の窮乏期に学生が貧しい地域に入り、そこの人たちの相談を受けたりするもので、社会的関心の強い、正義感にあふれた学生たちが参加していた。

医学部卒業後、公衆衛生学の道を選んだのは、その人間行動についての知的好奇心と公平を求める倫理意識によるものだろう。

人間の営みについて広い視野で観察する姿勢は、「人類生態学 Human Ecology」とよばれる新領域を開拓することになった。

彼によれば、人類生態学とは、宇宙船地球号が人口爆発と環境破壊により危機に瀕しつつある状況で、自然との調和を保ちながらどう生存を持続させるかを探究する科学であり、「医学・公衆衛生学の基礎となる学問である」。

したがって彼が行なった研究範囲は人間活動全般におよぶものだった。人がどのように食物・栄養をとり、人口を増やすのか、寄生虫の多い環境でどう生きているのか。水俣病などの環境問題については、大学院生時代すでに、ネズミの胎児に母親から水銀が移行することを報告していた。胎児性水俣病が起こることを裏づける、画期的な実験的証拠だった。

びっくりするのは、彼が頭角を現し、上昇する速さだった。東京大学医学部人類生態学助教授を経て、一九七一年、三八歳で東北大学医学部公衆衛生教授に就任した。

ちょうどその年、わたしも、受験浪人やアメリカで臨床医学を学ぶなどの回り道をさんざんやった挙句、東京都立衛生研究所に主任研究員として入所した。三五歳だった。

「主任研究員」というので出世したような気持だったが、それは「係長クラス」だと、いち早く東京都に勤め、課長になっていた医学部同級生が気の毒そうな顔つきをした。

2

鈴木先生は、みずからつぎつぎと研究業績を挙げるのみならず、数多くの弟子を育てた。学問においての彼の特徴は、頭の回転が人一倍速く、論理的矛盾や記述の曖昧さをすばやく見抜き、相手が初心者でも一人前の研究者でも差別することなく、歯に衣をきせずに単刀直入に指摘することだった。

しかし、けっして自分の意見を押しつけるとか、細かく指示するとかはしなかった。各自が主体的に考えて、意見を交わしつつことを進めるのだった、という、後年長野県立看護大学学長になった深山智代の感想がある。

大学院生を指導するさいの彼の話しぶりは、江戸っ子の歯切れよいべらんめえ口調に近いものだった。

守山正樹は東北大学公衆衛生教室でその言葉のしごきを受けた。のちに福岡大学医学部公衆衛生学教授になった彼は、当時を「徒弟制度 Apprenticeship」と呼び回想している。それは、「先生が投げかける、コトバ・語りのシャワーを浴びながら、それに耐え、乗り越え、自分らしく考えつづける」訓練であった。

当時の対話の一端はたとえば以下のようだった。

守山「いま書いている論文を見てもらえますか」
鈴木「内容は？」
守山「昨年連れて行ってもらった〝ボリビアの移住地における在外邦人の子弟の体格〟についてです」
鈴木「在外邦人ってなんだ？」
守山「あの……海外にいる日本人のことです。ほかの論文でもこの言葉が使われていました」
鈴木「それではわからない。言葉の意味をわかっているのか？」
守山「では図書室で確認してきます」
鈴木「そんなに鞠きゅう如として調べに行くな！　自分で考えられるだろ！」
守山「鞠きゅう如って何のことですか」
鈴木「それは知らなくてもいい。で、在外邦人はどうした？」
守山「〝海外の日本人〟といういい方はどうでしょうか」
鈴木「〝海外の日本人〟とはなんだ？　なぜそこにボリビアの熱帯低地に日本人がいるんだ！」
守山「日本から移住したからだと思います」
鈴木「その移住という言葉を使ったらどうだ」
守山「では〝ボリビアの移住地における日本人移住者の子弟の体格〟ではどうでしょうか」
鈴木「少しはましになったな。じゃ。移住地とはなんだ？」

守山「あのジャングルの中にあった日本人が米作りしていた場所です」
鈴木「日本人はジャングルの中だけじゃなくてサンタクルスの街にも居たよな。なぜあのジャングルの中の場所を〝移住地〟と言うんだ？」
守山「……」
大学院時代、こんな対話を何百、何千回と行なったのだった。
「各瞬間に発する言葉／ナラティブにより、世界の意味が再構築されつづける、と身体に叩き込まれた日々」と守山は懐かしむ。

のちに佐賀大学人類生態学教授になった稲岡司は、何度も〝バカ〟と言われたのが「ありがたい」ことだったと述懐している。それは「田舎から出てきた賢げな奴がいちばんダメだ」という文脈だったり、「人間の賢さなんて、たかが知れている」という文脈だったり、いろいろだった。

鈴木先生の〝バカ〟は彼一流の愛情表現だったというのは、彼に近かった者がすべて認めている。だから久乃夫人は「バカ、バカと言われつづけて何十年」と先生の死後、その声音の余韻を味わうように述懐している。江戸っ子気質の照れ性もあった彼には、「愛しているよ」などという言語表現は気障そのものだったろう。

彼は、学問では問題の核心をつく発言と、厳しい研究指導で怖い存在だったが、人情味があり、面倒見がとびきりよいという感想はすべての弟子が抱いていた。

出嶋靖志の回想は、弟子にとって彼がどんなに深い意味での存在だったかを偲ばせる。出嶋は杏林大学保健学部に勤め、のちにそこから外国語学部教授に栄転したが、保健学部で使っていた実験室の明け渡しを要求される事態となった。

それによるストレスがもっとも強かったある明け方、鈴木先生がいきなり夢のなかに現れ、「実験室を見せろ」という。ちょうど前日、涙ながらに実験室を明け渡す作業をしたばかりで何もない空っぽの部屋に先生を案内した。ぐるりと眺めまわしたあとの一言は「おまえ、寝られてないだろう。睡眠はとらないと駄目だぞ」。

先生はそのまま消え、出嶋は薄明りで滂沱と涙している自分に目覚めた。

3

わたしが鈴木先生と初めて会ったのは一九七五年だが、それは、わたしがだらしのない大酒飲みであることに起因する珍事を経過してであった。

当時、わたしは東京都立衛生研究所で環境中の毒性物質をあれこれ調べていた。同時に水俣病にも関心を抱き、毎夏、短期間だが水俣協立病院の外来と往診を手伝っていた。

いうまでもなく水俣病は汚染された魚介類を食べて生じたメチル水銀中毒だが、関連する文献を読むうちに、熊本大学研究者たちの不思議な報告に行き当たった。

水俣病発生の初期、魚を食べる猫がつぎつぎに狂ったようになり、海に飛び込んで死ぬという不気味な現象が起こった。そのうちに水俣では猫がほとんど死に絶えた。人の発病は猫に続くものだった。

熊大研究者たちは水俣の中毒症状を発症した猫の臓器の水銀値を測定すると同時に、水俣から十キロばかり北の計石という漁村で、対照群として、無症状の猫を捕まえ、臓器中水銀を測った。彼らを驚かせたのは、対照群の猫から、水俣の猫よりもはるかに高いレベルの水銀が見出されたことだった。なぜだ？　またセレンという毒性の高い元素が同時に検出されたのだが、理由は不明だった。

一九七二年、アメリカの研究者たちが、マグロに含まれるセレンがメチル水銀の毒性を緩和することを報告して、謎が解けはじめた。マグロにはセレンが高濃度に含まれている。

そうか、セレンにメチル水銀毒性を緩和する作用があるとすれば、計石の猫の臓器に水銀とセレンがともに高濃度に存在しても、お互いの毒性を消しあっていると考えると説明がつく。魚肉は、普通、セレンを含んでいる。

計石の猫は、汚染地から十キロ離れたところにいたため、メチル水銀に汚染される度合いが水俣よりも少ない魚を食べていた。だから魚肉セレンの保護作用が働く余裕があったのだろう。

わたしたちは、メチル水銀を混ぜたうえセレンを添加した餌を用意し、実験動物に食べさせ、中毒症状の現れかたを見た。たしかにセレンはメチル水銀毒性を緩和していた。マグロ由来のセレンも、セレン化合物（亜セレン酸ナトリウム）でもそうであった。

問題は、マグロ由来のセレンがメチル水銀毒性を緩和する作用がセレン化合物より弱いことだった。

その説明は、マグロ肉中セレンのメチル水銀毒性緩和に利用される度合いが、無機のセレン化合物より低いと考えればよい。それを「生物学的利用度 biological availability」と呼び、一九七五年京都で開かれた日本衛生学会で発表することになった。

わたしは、当時、毎晩酒を飲み酔っぱらうのを常とした。兄はほんとうのアル中になったが、わたしはかろうじて社会人としての許容範囲にとどまっていた。

とはいえ、すでにアル中に多いうつ状態にしばしばなっていた。自分の意志の弱さを責めながら飲まずにはおられない。いったん酒が入ると酔いつぶれるまでは、もうとどまることができなかった。

学会での発表は若い同僚が行なうことになっていた。もちろん、主たる研究者はそばに控えている必要がある。

発表前日、神戸にある妻の実家に泊まり、例により大酔した。しかも、あろうことか発表時間に遅れて行ったのである。

わたしたちの発表は、セッションの最後だったので、すでに休憩時間に入っていた。発表する教室の外の廊下には顔見知りの研究者たちが立っていたが、雰囲気がおかしい。まるで恐い何かを見るかのごとき視線である。

教室に入ると発表した同僚が肩を落としてうつむいていた。分析を受け持ったシニアの同僚が「鈴木先生に可愛がられたのですよ」という。「可愛がる」とは業界の婉曲語法では「コテンパンにやっつけること」だった。

つまり、鈴木先生が質問したが、発表者はしどろもどろの曖昧な答しか返せなかった。当然、鈴木先生は一人前の研究者や大学院生に対すると同様に、論理の通った回答を求める。それが厳しく追及するように見えたのだった。

「どんな質問だったの?」

「『生物学的利用度』とは何かと聞かれたのです」

わたしはほぞを噛んだ。わたしが迂闊だった。「生物学的利用度」という言葉を初めて用いるならば、もとよりそれを定義しなければならない。もちろんこちらも定義して使っているのだが、発表をした若い同僚に噛んで含めるように教えていなかった。わたしの責任である。

学会後、わたしは鈴木先生にこの用語の説明をし、発表の際の不在を詫びる長い手紙を書いた。これが先生の知己を得るきっかけだった。

この年、秋田大学で「水銀とセレン」の講演をしたあと、仙台に行き、東北大学の鈴木先生と初めて会い、やはり同じ主題の話をした。

夜、同行の妻の幸子とともに海岸近くの魚貝類を出す小さな店でご馳走になった。新鮮な生のホヤは、芳香ある甘い食べ物と知った。

その後、先生は人類生態学教授として東大に戻り、家族ぐるみの付き合いになった。わたしたち夫婦は毎年正月には、彼の弟子たちと一緒に鈴木宅に押しかけ、ご馳走になるのを常とした。

4

「人類生態学」と名乗る以上、地球という多彩な空間・環境に適応し、生活する人たちの生きざまを体系的に観察しなければならない。

鈴木先生はパプアニューギニア、南米ボリビアなどに観察対象地域を作り、自身も出かけたが、長期間そこで生活する余裕はなかった。しかし彼の下には、大塚柳太郎、門司和彦など、優れたフィールド研究者が輩出した。さらに毒性学で業績をあげてのちに東大教授になった遠山千春がいた。とくに大塚は、パプアニューギニアで現地住民と長期間生活をともにし、環境と適応、人口増・移動などを調査している。

おそらく鈴木先生の長期滞在を難しくしたおもな原因は、現地での生活を可能にする頑健な身体に恵まれていなかったことだろう。

パプアニューギニアには何度も行っているが、その観察ノートには、住民の食生活、健康状態、儀式、病気など簡にして要を得た見事な記載があると同時に、自分の身体についての苦労も記録している。

一九八一年七月二八日「夜中にかゆくて起きる。ゴキブリぞろぞろ。おかしな虫がうろうろしている…」

一九八五年七月七日、自宅で「ようやく出かける気になってきた。昨夜就寝直後、気分がおかしくなる。発汗多量、口の中の異味、吐き気、嘔吐、便意、体中がかゆくなる。…今朝は胃が重い程度」

一九八六年秋のパプアニューギニア調査時、ポートモレスビーで九月二一日彼が記したノートにはこんな記載がある。

夕方からきびしいさしこみを伴う腹痛と下痢。海鮮料理のワタリガニ？ Vibrio？ ブスコパン2粒。軽快。他の人はＯＫ。ひたすら寝る。
20日朝3時頃、マニラのホテルで感じた胸のしめつけられる感じは何だったのか。とうとうニトロール一錠。
腹のさしこみ、まれになる。

ニトロールは狭心症治療薬である。彼がパプアニューギニアに出張の際それを用意していたことは、すでに狭心症の発作が何回か起こっており、医療機関で薬を処方してもらっていたことを意味する。

四〇代後半での狭心症は、彼がしょっちゅう緊張を強いられる、厳しい日常が多かったことを示唆する。

5

何年かがすぎ、わたしは東京都から東大に移り、さらに帝京大学公衆衛生学教室に移っていた。しかしわたしの大酒のみのだらしなさは続いていた。

あるとき先生と久乃夫人をわが家に招待した。ホストのわたしが失礼にも先に酔っ払い、頭をこっくりこっくりさせはじめたとき、「玄！　顔洗ってこい！」と叱られた。

このときの気づきで、わたしは接客時に酔態を示すことがずっと少なくなったように思う。

鈴木先生は酔ってもけっして乱れなかった。またその行ない、身辺はつねに清潔だった。

たとえば、博士論文の主査を務める場合、論文提出者は論文が首尾よく通ったあとで、主査の講評を聴きにいく。晴れて学位受領者となって嬉しさと感謝の気持ちを込めていくばくかのお礼をつつんでいく慣行だったが、鈴木先生はそんなものをけっして受け取らなかった。

彼の倫理意識を支える基盤には、江戸っ子の美的感覚があった。あるときわたしが講演したとき、内容はもう忘れたが、多少気取った表現をした。聞いていた彼の感想は「気障だよ！」というものだった。

気障とか、気どりとか、また対極のべたついたしつっこさが嫌いだった。

しかし彼は、いったんこちらに責任をもたせると、こちらがどんなミスを犯そうが、けっして口を挟むことはなかった。

そのひとつは、彼の推薦で日本公衆衛生雑誌編集委員長となり、わたしが厚生省や公衆衛生関係の先輩たちと事を構えたときだった。

前稿でも触れたが、一九八七年一月神戸の一女性のエイズ発症が報告されるや、社会はパニックに陥り、エイズ予防法案が国会に提出されることになった。

当初新聞に漏らされた案は、処罰規定を含む厳しいものだったが、三月発表されたものは比較的穏やかな案だった。それでも着物の下に鎧が透けて見えていた。案の目的を要約すれば、①感染状態の把握、②二次感染の防止（強制を伴う）、③個人の秘密保護であった。

公衆衛生の歴史を振り返ると、かつての梅毒のように性感染症であり、治療法がない場合、強制的措置を伴う社会対応はすべて失敗していた。

十九世紀のイギリスでは、売春婦の強制登録、検診、隔離入院を含む伝染病令があったが、患者は医療機関を避け、民間療法や素人療法に頼るのを常とした。当局からみると「地下に潜る」のだった。

二〇世紀初頭の梅毒の有病率は、ロンドンでは、男が一二％、女が七％という高率だった。イングランドとウェールズの一九一〇年の梅毒による死亡は、六万人という推計がある。

梅毒には、治療薬サルバルサンが開発され、患者のプライバシーを守り、無料で治療を行なうクリニックが設けられて、初めて有効な社会対応が講じられた。

わたしは日本公衆衛生雑誌を通じて、エイズ（ＨＩＶ）感染が見つかったときに当局に通告するような義務的措置に反対した。

エイズ法案が審議されたとき、わたしは参考人の一人として意見を述べることになった。それが決まったとき、公衆衛生の大先輩から「法案に反対してもいいが、全否定はしないでくれ」と頼まれた。

いま振り返ると、それは当然のことであり、法が出来なければ具体的な社会対応はできない。届出義務という「牙」を抜けばよいのである。

しかしわたしの陳述した意見は、全面反対というものだった。厚生省や公衆衛生関係者から、法の存在理由を理解しないという誹りを受けても当然だった。

わたしを編集委員長に推薦した鈴木先生にもこの件について、大先輩や、関係者から批難の声が届かないはずはない。しかし彼はいっさいこの件について触れることがなかった。

さいわいエイズ予防法は、「牙」を抜かれた合理的なかたちで成立している。

だらしのないわたしが鈴木先生に、公私にわたり心配をかけないはずはなかった。ただ彼はじっと時を待って、これは、というときにそういう話をするのだった。

二〇〇二年暮れ、先生の叙勲を祝って北里大学教授だった井村伸正と三人で飲んだとき、先生はマグロの仲買人をしていた不肖の弟がいたことを初めて話してくれた。その弟はとっくに世を去っていた。この人は中学からマグロの仲買人になり、大金を手にして銀座で豪遊し、酒と女に溺れ、やくざと因縁が生じて雲隠れする羽目になった。親父さんが荒川か隅田川沿いで工事の事業をしていたので、親父さんに泣きつき、何十人かの人足に混じって身を隠したという。

帰途、二人だけになったとき、「お前さんは弟と同じくらい心配させた」とぽつんと漏らした。

6

さらに時がたった。

二〇〇五年春、合志陽一国立環境研究所理事長の慰労会を六本木の新北海園で行ない、元所長たちが集まった。

会を終えて六本木交差点に向けて歩いているとき、鈴木先生の歩みが異常に遅いのに気づいた。

息切れや胸痛、足腰の痛みがないのであるなら、パーキンソン病の初期か、下肢の筋肉の老化と不使用に由来する筋減少（サルコペニア）が多い。誤嚥性肺炎などで一週そこら寝たりすると、「寝たきり老人」になる例さえある。

わたしも負荷をかけた歩行練習をしていたから、先生にもそれを勧めた。しかし彼が歩行練習をした形跡はない。

七月九日、大塚柳太郎と遠山千春が訪ねてきて先生の具合が悪いと告げられた。さっそく、医学部サッカー部の後輩で虎の門病院付属沖中記念成人病研究所長の村瀬敏郎に相談し、虎の門病院で評価してもらうことになった。

翌日、先生宅に伺うと、軽いうつ状態のため抗不安剤を服用しているが、できれば飲みたくないとの話だった。

先生の胸痛は、労作や興奮に伴うものではない不定型狭心症だという診断が付けられた。

二〇〇七年六月、遠藤實元東大医学部長と鈴木夫妻が例年のごとく来宅し歓談食事した。しかしこの日は、途中、鈴木先生は坐っているのが辛くなり夫妻は早退された。

八月三日朝、久乃夫人から電話があり、先生が近医に抗パーキンソン薬を処方されていたが効果は見られず、日増しに衰えており食事もされなくなったという。虎の門病院に入院の運びとなった。

経管栄養の治療後いったん退院したが、はっきりした診断はつけられなかった。

十一月五日、久乃夫人からまた連絡があった。先生が何も食わず飲まずの状態で、喋るのも定かでないとのこと。夜往診したが、先生の声がほとんど聞こえないほどだった。

虎の門病院に再入院となった。

十二月はじめ三八度の発熱があり抗生剤で解熱したが、先生は衰弱する一方で、終日うつらうつらの状態だった。静脈を通じた経管栄養を続けていたが、低蛋白が進み、体重も三八キロまで減った。

二〇〇八年一月、井村伸正が先生の様子を尋ねてきた。わたしは先生が回復するため、延命努力を選ぶか、治療を中止して自然に任せるか、先生の意向を訊きたいが彼の意識状態が低下している以上、家族の意向を尊重するほかないだろうと答えた。

三月下旬には先生の意識状態はわたしを認識するのもできないほど低下した。

四月、虎の門病院から読売ランドの慶友病院に移った。移送にはわたしがつき添った。そこでは緩和ケアのみを行なう。

五月二五日、先生は亡くなった。


看取り医としてのわたしは、慶友病院に移すことなく、自宅での看取りをしてあげるのだったと、悔やんだ。

鈴木継美先生は江戸っ子だった。そしてほんとうの意味で、わたしの師であり兄であった。

触らぬ医療、触れる医療

『日本経済新聞』夕刊一面のコラムに紹介された話だった。

ある人が腹部不快感を憶えて病院に行った。訴えを聞いた医師はパソコンのほうを向いていて、患者のほうを見ない。腹を触ることもしないで、腹部の超音波検査（エコー）を指示した。エコーは胆石の存在を映し、その治療を受けた、という話である。

それを書いた人は憤慨していた。そんな検査をする前に、医師が腹部を触診してくれたら原因の見当はついていたのではないか？

1

触らぬ医療が進行しているように見える。それは、患者の混みかたの激しい大病院において著しい。

理由はいくつもあるが、第一に、医師の数が人口当たり少なすぎるという基本的な事情がある。十年ほど前の統計だが、日本の人口千人当たりの医師数は二・一人でOECD三〇か国（平均三・一人）の上から二七番目であった。勤務医の時間外労働時間は、厚労省の過労死の基準（発症前一か月あたり一〇〇時間）とほとんど変わらない。医師は、じつに忙しく、よく働いている。

いや、第二の理由のほうが直接の変化をもたらしたのかもしれない。CT、MRI、超音波検査機のように、手軽に、正確に病巣を見つける装置が一般に利用できるようになったことである。血液の性状、炎症反応、肝臓や腎臓の機能異常なども短時間に検査することが可能になった。

さらに、第三の理由も欠かせない。それは感染症や悪性腫瘍に対する有効な治療方法がこの一〇年ほどに開発されてきたことだ。とくに結核を含むさまざまな感染症に対する抗生物質や、初期段階での悪性腫瘍を取り除く手段がたやすく利用できるようになった。

さて時間に追われる医師は、患者からの情報を「効率的」に処理し、診断に結びつけるのが合理的だと思うようになりやすい。「効率的」とは、どのくらい時間をかけずに正確な診断に達するかで測られる。

ここで注目されるのは、患者は症状を訴える、つまり病気についての情報を与える、疑似ロボット的存在に変身しつつあることだろう。

医師は、故障をきたした古ぼけたロボットの故障箇所を、正確に、効率的に見出し、それを修復するのを求められている、と感じている。

わたしの八〇歳になる親しい友人は、数か月前、都心の某大病院で腹部超音波検査を受け、膀胱に腫瘍が見つかった。無症状だったが泌尿器科医が膀胱鏡で内部を診ると、膀胱がんであった。初期の膀胱がんは、膀胱鏡を使って簡単に除去できるが、再発しやすい腫瘍である。手術日も決めて、しばらくしたある日、三九度代の熱がでた。インフルエンザを疑い、かかりつけ医に診てもらったが、インフルエンザはA型もB型も陰性だった。

解熱剤を服用したが三八度代の熱が二日続いたので、再度その医師を受診した。背中の肋骨・腰椎角、つまり腎臓の位置する部分を軽くたたかれると顕著な痛みがあり、腎盂腎炎と診断され、抗生物質が処方された。熱は翌日下がったが、身体の痛みは続いた。

泌尿器科の受診日がちょうど数日後であったので受診すると、ただちに採血をした。しばらくして血液検査の結果がわかり、炎症反応が著しく高かった。さらに肝臓の酵素パターンは、もともとあった胆のう中の胆石が胆管に出ている可能性も示唆したので、同病院の消化器内科に即日入院の運びになった。

内科では抗生物質の点滴がなされ、CT検査などを受けた。さらに喀痰を培養するというので、去痰剤を吸入させられ、痰を出す努力をさせられた。

しかしこの間、本人には咳や痰などの呼吸器症状はまったくなかった。さらに、医師は、患者の症状を尋ねることも、胸の聴診、腹部の触診などはいっさいしていない。つまり患者の身体を触らない医療を施したのだった。

受持の内科医による退院時の説明では、肺については検査結果が下葉に肺炎を疑わせる所見を示していた。喀痰検査は、コンサルテーションを受けた呼吸器専門医の勧めによるものであった。退院時の診断名も、結局かかりつけ医の付けたように腎盂腎炎だった。

つまり、この病院の内科では、鋭敏な検査手段をつかい、すこしでも異常な発見があると、それぞれの臓器についての専門医が専門的知識経験に基づいてただちに評価できる体制が整っている。医師たちは、なにかの客観的証拠、つまり「エビデンスに基づいた医療」（EBM、evidence based medicine）を行なうのがよいのだという、いま流行のイデオロギーを信じているのかもしれない。

しかし、そのような医療評価と治療の仕方を、患者がどのような気持ちで受け入れているかは、その患者に触れない医師には察しえないだろう。

この友人は、連日の検査で消耗したとぼやき、医師との直接のやり取りや身体を診ないことが不満だった。しかし病気が治り、しかも入院費用が少ないのを喜んでいた。そう、日本の医療費は、国民皆保険のおかげで、アメリカに比べると信じられないくらい少ないのである。

2

「触れる医療」も行なわれている。これは在宅医療では必須の行為となる。

高齢者は、高血圧、動脈硬化、関節症、難聴などいくつもの慢性疾患を抱えているのが普通だ。認知能力の衰えは、程度や現れ方の差はあるものの、高齢者にはかならず認められる。厚労省によれば、八〇歳代で半分近くが、九〇歳をすぎると過半数が認知症であるという。認知能力の衰えた高齢患者と心を通わせるためには、いくつかのルートを通じて「触れること」が必要になる。

じつはこの必要性を説いたのは、二五〇〇年前に八〇歳まで生きたブッダであった。彼の最後の日々、どんな様子であったかが伝えられている。

わたしはもう老い朽ち、齢をかさね老衰し、人生の旅路を通り過ぎ、老齢に達した。わが齢は八〇となった。たとえば古ぼけた車が革紐の助けによってやっと動いて行くように、おそらくわたしの身体も革紐の助けによってもっているのだ。(1)

古代インドで彼ほど長生きする人は少なかったろうが、ここに表現された身体感覚は、彼の歳に達しなければ生じがたい。当時の八〇歳は今の九〇歳過ぎに匹敵しよう。さらにその時代、認知能力の衰えた高齢者も当然いたはずだ。

看取り医のわたしから見ると、そのような人たちへの必要な配慮と思われる教えが、パーリ仏典マッジマニカーヤに、ごく短く記録されている。

ブッダによれば、生きるためには四つの食「四食（しじき）」が必要である。

現代ふうに表現すると、それは、食べて滋養とする「食物」、どう心がけるかの「意思」、そして認識作用を発生させるに必要な記憶「識」、それに「接触」である。

これらのいずれをも、生きるため絶対に必要な「食」であると説くところに、ブッダの視線の鋭さと深さを感ずる。

ここで「接触」とは、ただたんに手で身体に触れる接触だけを示すのではない。眼に触れること《眼触》、耳に触れること《耳触》などをも含んでいる。つまり眼耳鼻舌身意、六つの感覚器官を通じた触れ方《六触》があるという。

つまり皮膚ばかりでなく、視覚、聴覚などを通じた心地よい刺激が、生きていくためには必要だとする視点である。

しかも、「意」つまり「意識・心」にもまた感覚作用があると考える点が、特徴的である。その対象とするものは、思いや過去、現在、未来の出来事のイメージである。

脳科学や、動物行動学の視点からすると、接触「触れること」とは、五感を通じた世界との「つながり感覚」を生じさせる行為と言える。

身（身体・皮膚）に触れる

哺乳動物では、皮膚感覚が生の初めに経験する「生かされる感覚」であることを思わせる観察が多い。

上野動物園園長だった中川史郎さんによると、パンダの赤ちゃんは生まれたときは母親の一〇〇〇分の一ぐらいしかない。母親は赤ちゃんを頭のてっぺんからお尻までしょっちゅう舐めている。それを一日続けているという。

パンダの世界体験つまり「世界とつながる感覚」は、全身を舐められて生ずる。イヌでもネコでも母親が仔をよく舐めるのは身近に観察できよう。

ヒトであっても母親が素肌の胸に裸の赤子を抱いて授乳する「カンガルー・ケア」は、普通のやり方に比べ、母乳の出方がよく、子の発育もよい。

その一方で、生涯の終わりにちかく、記憶や気づきという認知能力が衰えた高齢者では、皮膚を通じた優しい感覚の重要さは、強調しきれないものがある。

それを最初にわたしが気づいたのは、四〇年ほどまえ、佐久市の「寝たきり老人、ぼけ老人」の宅診事業に参加したときだった。

当時「ぼけ老人」と呼ばれていたのは、ほとんどが「もの取られ妄想」を起こした認知症女性だった。この妄想のために世話をする嫁との人間関係がわるくなり、それが高じると孫さえ遊びに来なくなる。彼女は家庭で孤立しているのであった。

ある宅診時、離れにひきこもったそんな老女が、あまりにうち萎れ、淋しそうに見えたので、わたしは彼女の左横に並んで坐り、その右肩にそっと手を置いた。「言葉をかけるよりも、このほうがわたしの気持ちが伝わる」。とっさに、そう感じたのだろう。

そのとき突然、彼女が泣きはじめた。だんだん激しくなり、身体を震わせるような嗚咽になった。その激しさが、彼女の心中を何よりも明白に物語っていると思われた。それは、周囲とのつながりの切れたことから生ずる、ことばに表すことのできない実存的な不安であった。

不安は、認知能力の衰えた高齢者に広くみられる。したがって、論理を理解できなくなった彼らには、身体に直接つたわる刺激のほうが、はるかにストレートに、こちらの気持ちをつたえるのである。

眼に触れる

脳科学は、「眼に触れる」ことの無意識レベルでの効果を数多く示している。

たとえば、被検者に怒った表情の顔をごく短時間見せ、ついで普通の表情の顔を見せると、被検者は普通の表情しか意識しない。だが脳の中の偏桃体（amygdala）という恐怖を覚える部位が興奮しているのが観察されている。

なぜそばの人があくびするとこちらもあくびが出るのだろうか。なぜ笑顔の人のそばではこちらもくつろいだ気分になるのか。

脳科学は、鏡神経細胞あるいはミラーニューロンが脳の中で働いていることを示している。ミラーニューロンの発見には、一九八〇年代のイタリアの脳科学者たちの偶然のエピソードがかかわっているという。

あるとき彼らは、サルの脳に微小電極を刺し、サルが手を伸ばして物をつかむさいのニューロンの興奮（発火）状態を調べていた。サルのまえには皿に載せたピーナツがあり、サルはそれを手で取って食べる。

さて、おサルさんはお皿の上のピーナツすべてを食べ終わりつくねんとしていた。ちょうどそのとき、別の研究者が部屋に入ってきて、ほかの皿の上にあったピーナツに手を伸ばし、口に放り込んだ。

その瞬間、それを見ていたサルのニューロンが、さっきまでとまったく同様のパターンで興奮したのである。ただ見ているだけなのに！

ミラーニューロンは、他の人がやっている行為を、それを見ているだけで、自分の脳の中でやるように興奮するのであった。

この現象の意味することは、容易に想像できよう。

まず、真似をするのに必要だ。

赤ん坊は親の表情や話しぶりを視て真似をして喋るのを学ぶ。とすればミラーニューロンは、人生の早い時期から機能しているはずだろう。実際、生後四八時間のこどもに父親が舌を出して見せたら子どもも小さな舌を出したという報告がある。

自閉症の子はことばをおぼえるのが不得手だという。彼らのミラーニューロンが活性化されていないからだという説もある。

では認知症の高齢者ではどうなのか？

わたしが往診する患者のなかに、ことばによる意思表示さえむずかしくなっているのに、観音様のように、穏やかにしておられる方がいた。

わたしが笑顔を向けると彼女も笑顔になる。ミラーニューロンのことが閃いて舌を出して見せた。予期したように彼女も舌を出す。もう一度舌を出して見せる。彼女はやはり舌を出す。面白い！もう一度舌を出すと、またもや舌をだした。

そのとき、同行の看護師にたしなめられた。「先生、何を遊んでいるのですか！」

耳に触れる

聴覚器官は胎生期にじっくりと丁寧に形成される。胎児が早くから受ける外界からの刺激も音であり、やさしい声音や音楽が胎児教育に大切であるのはよく知られている。

認知症高齢者においても同じことがいえる。

東日本大震災の後、福島県相馬郡から何人かの患者さんがわたしの訪れる病院の認知症病棟に避難してきた。

そのうちの一人は七〇代後半の女性で、周囲の人が機嫌よくしゃべっているときでも、テーブルに置かれた自分のお茶を見つめているような方だった。しかし、ご飯が美味しいかとか、夜よく眠れるかといった生活の基本について聞くと、両手で顔を覆ってぼそぼそと聞こえにくいが、きちんとした答えが戻ってきた。

どのようにしたら、彼女とつながりを持てるのか。

看護日誌を読むと、失禁したつぎの日に、「機嫌よく唄を歌っている」という記載がある。福島はリンゴや桃など果物の産地である。彼女の年齢なら終戦後しばらくして流行った、サトウハチロー作詞で並木路子が歌った「リンゴの唄」を知らないはずはない。

テーブルでうつむいて前を見ている彼女のそばに行き、耳元に口を寄せてこの唄を歌ってみた。予期したように、彼女も小さいがしっかりした声で、正確に唄ったのである。

わたしは歌いながら、いつも腹を空かせていた戦後のあの時代を思い出していたが、彼女は何を思い出していたのか。

その後、彼女が秋田民謡「ドンパン節」に合わせて、上半身をくねらせ、いまにも立ち上がらんばかりにして歌っているのを見たことがある。若々しく、艶めかしかった。

舌に触れる

「おふくろの味」は、美味しいというよりは懐かしい味である。

たとえば、結婚して奥さんが肉の塊のたくさん入った美味な本格的カレーライスを用意してくれると、たしかに美味しい。おふくろのつくった粗末なライスカレーは、カレー粉とメリケン粉、具はジャガイモ、ニンジン、玉ねぎがほとんどで、肉の「細切れ」が浮遊しているのを見つけると感激する。しかし、なぜか美味しいカレーライスを食べながら、素朴なおふくろの味をふと思い出す。

認知症高齢者には異食がときどき見られる。

その八四歳の女性はしょっちゅう大声で小用を足したいと叫んでいるばかりか、食べ物以外のもの、たとえばパジャマ、衣服、ときにはおしめなどを噛みちぎるのだった。

一計を案じて、介護者は見回りの回数を増やすだけではなく、飴玉をポケットに入れていて、彼女が異物を口にしようとするとき与えるようにしたら、異食は止んだ。

意（意識・心）に触れる

仏教には《意触》、つまり意識あるいは心に触れるという表現がある。それはどのようなことであろうか。

意識・心は過去・現在の出来事をイメージするから、記憶が働いていなければならない。いままで何度か指摘したが、わたしたちは、自分の見るもの、聴くもの、触るものから世界ができていると思っている。しかし、わたしたちの脳はその経験と記憶から世界を創っている。

だから、手をたたく同じ音を聞いても、池の鯉は餌をくれる合図だと解釈するし、鳥は危険がせまっていると思うし、女中は茶を出せという合図だと思う。

それでも、わたしたちが月日や、場所や、なぜ自分がそこにいるのかというような見当識を共有している場合は、外界からの情報を他者と同様に解釈する割合が高い。

しかし、八〇歳の認知症女性が、自分はまだ十八歳だと思っていて、いま生理中だからと言って入浴を拒否するような場合、介護者は彼女の今住んでいる世界を推察し、彼女が納得するように対応する必要がある。

介護責任者は考える。もしかしたら彼女は、入浴介助に若い男性介護士が混ざっているから、そういう反応を示したのではないか。というわけで男性を外し、女性介護士だけで入浴介助をしたら、素直に風呂に入った。

意（心）に触れるとは、この洞察を行ない、その状況に即した対応を行なうことである。

ブッダの説法は「対機説法」であった。つまり、情況に応じて自在に適切な例を挙げ、相手を納得させるものであった。

こういう話が伝えられている。

あるとき半狂乱の若い母親が、子どもが死んだ、生かしてくれと死児を抱えてやって来た。ブッダは訴えを聞いて頷き、自分がその子をもう一度生かしてあげよう、そのためには白いカラシの実が要る、それを貰ってきてくれと言った。白いカラシは農家に行けばどこにでもある。母親は喜んだ。しかしブッダは彼女に言った。ただしそのカラシは、いままで死者を出したことのない家からのものでなければならない。

彼女はカラシを求めて何軒も何軒もの家を回ったが、どこでも死者を出さなかった家はなかった。やがて彼女は、死が誰にも何処でもかならず訪れるものであることに気づいた。

《意触》：心に触れるとは、認知症であってもそうでなくても、その人の意識を満たしている悩みをまず受け入れ、その悩みがどこかに発しているかを推察し、本人が納得する方法を考えてあげることである。

ブッダの対応が、まさにそのような原理に沿ったものであったことが窺える。

（1）『ブッダ最後の旅——大パリニッバーナ経』六五頁、中村元訳、岩波文庫、一九八〇年。

老年の愉しみ

九〇歳でなくなった父は、死の数年前に脊柱の圧迫骨折を起こし、これが寝たきりになる原因となった。

この災難は、体力測定の会で重いものを持ち上げようとして起ったが、母にその無謀を責められると、「去年までは出来たんだ」と自己弁護した。若いときに村相撲の大関を張った父は、おおきな病気もせず、体力に自信があった。長年、老人会会長も務めたが、「自分の老い」を充分理解はしていなかったようだった。

老年を歩む難しさのひとつは、いままで出来ていたことがもはや出来ない現実を納得できないことである。

人は、生きる、生かされる関係のバランスが成り立つかぎりにおいて、生きることが可能である。この単純な道理に気づき、それを受け入れ、うまく活用する知恵を、わたしたちは、自分のつらい生活体験を通じて徐々に獲得していく。

「つらい」とは、歳をとることが自立する生活に必要な知力、体力を失うプロセスであるからだ。これは、無常、無我、相依相関という存在論的理法を実感するプロセスでもあり、おおくは悲哀の情動をともなう。

1

老年において生きる営みは、「無常」を実感する過程である。

わたしたちは、社会的動物として必要な「ことば」を使うという能力の低下を最初に感ずるのがふつうだ。

「ことば」は、それがあらわす概念とともに、生物進化の過程でもっとも新しく、ヒトが獲得した高次元の能力である。脳の原型は五億年ほど前に完成し、「ことば」はわずか十万年前に生まれたと推測されている。

「ことば」の機能がいちばん先に失われていくのは、生物進化の視点からはごく自然な現象といえる。そのせいか、はじめ、視覚によるイメージが脳裡に現れているのに、それに相当する「ことば」が出てこない現象として気づかれることが多い。

アメリカの閨秀詩人メイ・サートンが『82歳の日記』に記した嘆きは、同年配の者なら広く共感しよう。

わたしはいまほんとうの老齢期に踏み込みつつあって、その移りゆく困難なときに、この日記を書きはじめている。七五歳のころはもっといろんなことができたと思う。ところが、ものの置き場所を忘れ、友人たちの名前、花の名前すら（先日は金盞花が思い出せなかった）忘れ、真夜中にここに書こうと思いついたことを忘れ――たくさんのことを忘れて、ときに混乱におちいり、わたしは衰えていく。シャツのボタンをかけるという小さなことから、どのようにしてあと数篇の詩を書くかという大きなことまで、きりのない煩わしさをどうこなしていくか。それがいまのわたしの問題。(1)

その底流にはいつも悲哀がある。

しかし、自分の置かれた世界に適応し、そこに生きる基本の次元においては、老年期には、それまで開けていなかった幸せな地平が現れることがめずらしくない。

それは現在を楽しむ余裕である。

脊柱管狭窄などによる歩行能力の衰え、白内障による視力の低下、耳が遠くなる、手の感覚が鈍くなる、疲れやすいなどの老年期の衰退にもかかわらず、それは起こりうる事象だ。

わたしの場合、家の近くの北沢川、烏山川、目黒川の緑道をあれこれ眺めながら歩くのが楽しい。三月末の桜が満開になる直前の時期だった。緑道に沿うせせらぎを見ながら歩いた。流れが速いところでは底には小石が現れており、ゆったりとした場所では底は軟らかい泥で覆われている。古びた、長さが一メートルそこそこの小さな木橋からせせらぎを見ると、水は透きとおって明るい。ひとひら、ふたひらの花びらがゆっくり動いて行くので、ようやく流れているのがわかるほどの緩やかさである。数匹のアメンボが足のさきに小さな輪を作って水の上を滑っている。

底はごく細かい粒の軟泥だが、まるで指でひっかいたように、くぼんだ筋が何本も見える。筋の幅は一センチに満たない。よく目をこらすと、それぞれの筋の端に、三〜四センチほどの黒い円錐形の巻貝らしいものがおり、ゆっくりゆっくりとその筋道を伸ばしている。

ためしにひとつつまみあげて視ると、川蜷（カワニナ）だった。底土についている有機物を食べ、棲んでいるのだった。

アメンボも　花びらも見る　貝の道

川蜷はゲンジボタルやヘイケボタルの幼虫の餌になる。このせせらぎも工夫すれば蛍を見ることができるだろうか。

数年前に佐渡の友人を訪ねたとき、小川の上で蛍が光のアーチを描き、草に止まって点滅させているのを見たことを思い出した。夢幻の情景だった。

川蜷をせせらぎに戻した。幸せな気持ちである。


耳がやや遠くなっているせいか、緑道できこえる鳥の鳴き声は少ない。

はと、すずめ、ムクドリ、コサギ、ヒヨドリなどがおもに見かける鳥だが、ヒヨドリはその鋭い声で姿が見えなくともいるのがわかる。

ピーッ、ピーッ、ピーッ、ピッというのが標準の鳴き声。

二羽以上いるときには、ピーョ、ピーョ、ピョ、ピーッ、ピッと鳴き交わしていたりする。

遠くからキジバトのボー、ボーというやわらかな鳴き声が聞こえるときには、子どものころ秋田の農村で過ごしたのを思い出す。裏山の中腹にある神社からボー、ボーという声が朝夕聞こえていた。


先日、烏山川緑道を西に歩いていた。

昨年春に大動脈弓置換手術をうけ、声がほとんど出なくなったとき、言語療法士に毎日発声練習をするよう勧められた。「ふーっ、すーっ、しーっ」という下腹を使った単純な発声をくり返すのである。

わたしは散歩の際に発声練習を行なうが、前方に他人がいたりするときには、息を腹から出すだけで、おそらく耳障りな声を聞かれないように用心する。

烏山川緑道の太子堂小学校付近をあるいているとき、突然、横から「こんにちは」という可愛らしい声が聞こえた。

ふりかえると、ちいさな子がいつの間にか横を一緒に歩いている。

「なぜ声を出して歩いているの?」

「あのね、去年声が出なくなったとき、声の専門の先生から毎日声を出すように言われたの」

一緒に歩きながら、彼は自分のクラスで「やさしいでしょう」という賞をもらったと教えてくれた。

彼は小学校二年になったばかりで、五年生になった兄がいる。お母さんはとても優しいけど、お父さんは少し怖い。

緑道の「水車橋跡」で彼は「さよなら」といって手を振って別れた。幸せである。わたしは、自分がその子になっているのを感じる。

視覚も聴覚も衰えているのに、嗅覚は相変わらずはたらいているのが心強い。

花はほとんど開いていないのに、沈丁花の鋭い香りで春の到来を感じさせられる。

菜の花のすこし粘っこい匂いは、黄色い賑やかな色彩に合って春たけなわを強調する。

ジャスミンの香りは、駅のホームに立っていると、何十メートルも離れた垣根からでも漂ってくる。しかし近くで嗅ぐと、むせるようで、香水の原液をかぐような悪臭である。

木々の緑が濃く鮮やかになるころの、官能的で胸苦しく感じさせる匂いも漂いはじめた。雨の後、日が差し、水分が気化するようなとき、とくにはっきり匂う。

鷲のようによく見えることを「明」、フクロウのようによく聞こえることを「聰」という。その両方を兼ねそなえた人を「聡明」というのだと父に聞いたことがあるが、鼻が利くことはどういうのだろう。


歩く楽しさは、脊柱管狭窄症のため、一度歩けなくなってから感じるようになった。

絨毯の上をはだしで歩く。土の上を楽な靴を履いて歩く。いずれも、かかとから足球そして足指にかけて体重がなめらかに移動する感触が心地よい。

数年前、腰と左肢の痛みが突然現れた。当初、十数歩も歩くと立ち止まらなければならなかった。しばらく杖を突いて歩く月日が続いた。毎日四股を踏み、歩く距離を増やしていった。

この経験は、老年期を感謝して過ごす人たちの心理を理解するうえで参考になった。

つまり、現在置かれた自分の状態を感ずる場合、反射的に、遠くない過去に経験した辛い感覚と、現在とを比較している。この今の今、痛みや不快感が薄らいでいると感じるとき、「ありがたい」と自然に感じてしまう。

現在に適応し、満足している長寿者を調べると、「ありがたい」という感謝の感覚をほとんど全員が抱いているのが見られる。彼らの生存の質を高める基本の感覚は感謝であるように見える。

たとえ歩けなくとも味わえる快楽はある。それは呼吸すること。

三十数年前坐禅の手ほどきを受けた。それから毎朝坐っている。時間は場合に応じ、一時間ほどが多い。

わたしの坐り方は「安楽坐」である。まず座布に坐る。両ひざを折り、右の足を左大腿内側に付け、左足を右下腿前面に付けるだけだ。膝に故障のある人でもできる。

心を腹において吸う息、吐く息を楽しむ。

吸うともなく息を吸う。胸郭がひらき横隔膜が下がり、身体に「いのち」の気がしみわたるような感覚を楽しむ。吐くとき横隔膜が緩んで内臓にかかっていた圧力が緩むのを感ずる。

吸って、吐く。吸って、吐く。

雑念が起こってもかまわない。そのままにしておくとひとりでに消える。ただ坐るのだ。

死ぬときには坐禅をしたままで死にたい、「坐亡」を望む友人もいる。大往生であろう。

2

認知症高齢者と交わり、彼らの衰えていくプロセスを観察するとき、「無我」を唱えた唯識の哲学者を思い出す。彼らは永久に変わらぬ「自我」「魂」を否定した。

記憶がおとろえ、自分がいる日時、場所、知人の顔、自分の名前などがわからなくなり、「わたし」「自我」が徐々にほどけていくのが観察できる。

終末には最愛の家族の顔さえわかるかわからないほどに認知能力がおとろえても、介護がよければ、菩薩のように笑顔で最期を迎えることが可能である。

このとき、わたしたちが日常感じているような「自我」は、もはや見いだせない。考える「わたし」、行動する「わたし」、名前をもつ「わたし」、過去をもつ「わたし」は存在しない。快・不快を感じる「いのち」のみがある。

西洋では、十九世紀になり物理学者エルンスト・マッハが「自我」を、比較的強固に連関しあった要素群・感覚複合体であると考察している。

彼の『感覚の分析』に記されたそのきっかけは、瞑想にも似た心理状態を思わせ興味深い。

ある晴れた夏の日に――そのとき戸外にいたのだが――突如として、私の自我をも含めた世界は連関しあった感覚の一集団である、ただ、自我においてはいっそうつよく連関しあっているだけだ、と思えた。

ほんとうの省察はのちになってはじめて加えられたのであるが、この刹那は私のものの観方全体にとって決定的な瞬間になった。[2]

ユダヤ教、キリスト教、イスラム教など、セム族の創始した一神教では、最後の審判を受けるために、実体としての、つまり永久に存続する自我、魂の存在が必要になる。

彼らの時代、平均寿命はごく短く、五〇歳には到底達していない。老耄の変化は病的現象だと思われていただろう。九〇歳以上の過半数が「認知症」だと言われる今の日本での観察とは質的・量的に異なる。

現在、医師でも、スキーの転倒などで頭を打ち、自分の身体から離脱する「幽体離脱」あるいは「体外離脱体験」を経験すると、自分の魂が脳の働きに関係なく存在すると主張する人がいる。

しかしそれは脳科学の見いだした事実に無知であるからだ。脳には幽体離脱を経験させる回路がある。頭頂葉と後頭葉の境界にある「角回」を刺激すると幽体離脱が起こる。[3]

認知能力のほとんどが失われ、マッハの言う比較的強固に連関しあった感覚複合体「自我」がほどけてしまっても、「いのち」は残る。

終末期医療、老年医療のだいご味のひとつは、そのような状態になっても、「いのち」が快と感じているか、不快と感じているかを推察できることだろう。

そして、どのような人間関係や、どのようなケアが「いのち」に、快つまり満足をもたらしているかをも察しうることである。

3

在宅医療医・看取り医として新しい患者を診るときには、その人の感じているつながりをできるかぎり詳しく尋ねる。

深層意識で働いている「相依相関」を知りたいと思う。

両親、兄弟、出身地、小学校、好きだった課目、趣味、仲良しの友だち、結婚、連れ合い、子どもなどについて、疲れさせないように何回かに分けて聞いていく。

それぞれの人が、その記憶と経験から、自分にとって意味のある世界を創っている。現在の事実と整合する必要はない。

帰宅願望があり、特養のエレベーターの前に車いすで陣取っている八〇代後半の女性は、自分の二人の子の世話をみないといけないと主張する。話を聞くとその子らはまだ一歳と二歳ぐらいである。子守歌を一緒に歌い、廊下の端まで連れていき、「雨が降っているから明日にしよう」と提案すると、おとなしくなる。

往診時、九〇過ぎの女性に、彼女の父母が元気かどうかを尋ねる。彼女は「ええとっても元気にしています」と笑顔になる。その母に会いたいというと、「ここに引っ張ってきましょうか」などと答える。

ずっと昔に亡くなった両親は、彼女の「意味の世界」でまだ健在だ。

医師は彼女の世界に入り、それを安定させることが求められる。


歳をとると、自分なりに世界を理解したいという思いが強くなるのを意識する。

西洋世界では、紀元前五世紀、デモクリトスらのギリシャの哲学者は、霊魂と物体とのあいだに画然とした違いがあると考えた。物体は基本的なもう分割できない粒子（アトム）から構成されている。

この霊魂と物体の区別は、アリストテレス、トマス・アクィナスを経て、十七世紀のデカルトの心身二元論として近代哲学において明確になった。

宇宙について、われわれの素朴な感覚はニュートン力学のそれに近いだろう。彼の宇宙観では、物体は無限空間に存在する。時間は一様な速度で宇宙の創造から最後の審判のときまで流れる。神はそのような宇宙を上からじっと見ている。

デカルトの「われ思う、ゆえにわれ在り」という霊魂と物体の分割の結果、おおくの個人が、孤立した自己（エゴ）が身体のなかに存在するという解釈を受け入れるようになった。つまり西洋の「近代的自我」である。

ニュートンの古典物理学は、十九・二〇世紀になり電磁場などの「場」の説明ができないこと、ミクロの世界の原子や原子核のはたらきや構造を説明できず、それは原子がきわめて多数集まった可視的なマクロの世界に適応が限られているのがわかる。

まず分子、原子や原子核などミクロの世界の理解には量子力学が必要であった。

ミクロの世界はどれほど小さいのか？　量子力学を創ったエルウィン・シュレーディンガーが挙げている例が参考になる。

原子はどれくらい小さいのか。今コップ一杯の水の分子にすべて目印を付けることができるとする。つぎにこのコップの中の水を海に注ぎ、海を充分かき回して、この目印のついた分子が七つの大洋にくまなく一様にゆきわたるようにする。つぎに海の中のお好みの場所からコップ一杯海水を汲んだとすると、その中には目印をつけた分子が約一〇〇個みつかるのだ！

原子核はさらにさらに小さく、原子を東京ドームくらいの建物とすると、核は砂利の一粒くらいである。

素粒子はもはや「粒」ではない、一セットのおたがいに作用しあう「関係性」と理解されている。

時間と空間が相互浸透しあった四次元空間の解釈には、アインシュタインの相対性理論によらなければならない。

彼は指摘している。「人間とは、わたしたちが宇宙と呼ぶ全体の一部であり、時間と空間に限定された一部である。わたしたちは、自分自身を、思考を、そして感情を、他から切り離されたものとして体験する。これは意識についてのある種の錯覚である」。

これはマクロとミクロの世界の違いを考えると理解できる。

わたしたちが認識するこの現実世界は、感覚器と脳によるマクロの世界観からできている。極微の分子・原子レベルでは、色、音、匂い、温度などは存在しないはずなのにマクロの世界ではそれを感じている。

つまり、存在すると思えるこれらの「もの」や光景は、脳が創ったものといえる。わたしたちの感じているこの世界とは、感知できない分子、原子レベルの情報を、感覚器官と脳が、物質、音、光、温度に変換し、その膨大な情報をもとに創り出している「錯覚」ともいえる。

それを最初に指摘したのは一九世紀の生理学者ヘルマン・ヘルムホルツであり、彼は、脳が、外界のことごとについて無意識的推論（unconscious inference）を行なっていると考えた。

しかも、わたしたちの意識に現れるのは、感覚器官が外界から受け取る情報量の一〇〇万分の一にすぎないという生理学者ディートリッヒ・トリンカーの計算がある。

世界体験についての「錯覚」は、わたしたちの用いる言葉のあいまいさにもよる。わたしたちは生と死を対比させるが、考え方としては正確ではない。死は誕生に対応する。

では、生きている状態は何なのか？　わたしたちは「生死」している。身体を構成する六〇兆の細胞の数千億が毎日死んで、生まれている。福岡伸一は、毎瞬、毎瞬、熱力学の第二法則によるアミノ酸の崩壊とその生成との均衡が保たれた「動的平衡」に生命の流れを見た。

唯識の僧たちは一六〇〇年前に同じ考えを指摘している。身体は「刹那滅」あるいは「刹那生滅」つまり、毎瞬、毎瞬「生死」しているという。これは、ミクロのレベルでは正確な表現である。

現在の「量子－相対性モデル」では量子場が基本的物質的実在であるという。

「量子場」は、宇宙空間のすべてを満たす連続した媒体である。粒子は、たんに量子場が局所的に濃縮されたもの、つまりたんにエネルギーが凝縮したものであり、現れるかと思うとまた場の中に溶けて消えて、個々の粒子の性質もうしなわれる。

般若心経はこの状態を正確に表現している。

色不異空、空不異色、色即是空、空即是色

「量子－相対性モデル」によれば、世界宇宙は、すべて、つながっており、相互浸透している。まさに無常、無我、相依相関の世界である。

わたしたちは「死んだらそれきり」ではない。

わたしの身体は、「わたし以外」のものから構成されている。太陽の光や、雨や、森や畑や、コメを育てる人たち、その遠い遠い昔からの祖先や、時間・空間などすべてがつながって、わたしは存在している。

老年の愉しみは、そういう事実を味わう余裕ができることだ。

（1）メイ・サートン『82歳の日記』一八頁、中村輝子訳、みすず書房、二〇〇四年。
（2）エルンスト・マッハ『感覚の分析』三二頁、須藤吾ノ助・廣松渉訳、法政大学出版局、一九七一年。
（3）Blanke, O. et al., Stimulating illusory own-body perceptions, *Nature*, 419: 269-70, 2002.

老耄という恵み

「なにを探しにここにやって来たんだ？　一階の仕事場で見つからないから二階に上がって来たのに？　おれも歳だ、呆けやがった！」

大学時代から親しくしている友人がわたしに嘆いた。「心配しなくてもいいよ、われわれはみんな老耄の域に入っているのだから」

老耄とは、文字どおり老いて耄碌することである。

歳とともに衰えていくいのちの流れを自然の理として頭で受けいれても、自分が老耄の域に入りつつあるという事実を平静に受け止めるのはむずかしい。いくばくかの悲哀の情が湧かざるをえない。

ましてや自分が有能だとうぬぼれ、他者よりも巧くやることを当然視し、そこに生きがいを感じていた者には、老いて呆ける展望はおぞましい。

しかし、生老病死のすべてを観てきた看取り医の経験からは、そのような激しい嫌悪、恐怖は、やや取り越し苦労のように見える。

1

一九八〇年代前半、わたしたちは、認知能力の衰えた高齢者が幻覚、妄想、夜間せん妄などの周辺症状（現在ではBPSD、Behavioral Psychological Signs of Distressと呼ばれる）をどのような状況で現わすかを調べていた。

結論から先に言えば、周囲との人間関係がよければ、調査地が長野、東京、沖縄のいずれにおいても、周辺症状を起こす割合がずっと小さくなるのだった。

その典型といえる例を、一九七八年沖縄県佐敷村での調査報告が示していた。琉球大学医学部の真喜屋浩医師は、同村の高齢者七〇八名すべてについて精神科的評価をおこなったが、その約四％はあきらかに老年性痴呆と診断できるものだった。

わたしたちがびっくりしたのは、その「痴呆老人」たちにうつ状態、幻覚、妄想などの周辺症状を現す人がまったくいないことであった（老年期精神病による自分が歴史的英雄だという妄想をいだく一例を除く）。

なぜなら、おなじころ行なわれた東京都調査では、「老人性痴呆」の有病率はやはり約四％だが、その半分ぐらいには周辺症状があり、二割近くに夜間せん妄があった。しかも、認知能力が低下していないのに、うつ状態にあるため呆けていると思われている老人が多くいたのである。

真喜屋は、佐敷村では敬老思想が強く保持され、老人は尊敬され暖かく介護されているから精神的ストレスがなく、「周辺症状」を伴わない「単純痴呆」にとどまるのではないかと推察していた。つまり脳の老化により記憶障害、失見当識（期日や場所の見当がつかなくなる）、失認（見れど見えず）などの「中核症状」だけがあったのである。

わたしたちはトヨタ財団から研究費をもらい、沖縄の社会・文化のいったい何が、「痴呆老人」を安心させているのか調べることにした。

チュラシマ（美しい島）と呼ばれる沖縄本島には、その一等地の大部分がアメリカ軍の基地として接収されているにもかかわらず、ゆったりとした生活文化が存続していた。

まずわたしたちは、琉球大学医学部保健学科精神衛生学の佐々木雄司教授の口利きもあって、本島中部にある読谷村保健課の人たちと一緒に老人健診や往診を行なうことになった。

ちなみに読谷村は、一九四五年春沖縄戦でアメリカ軍が上陸したところで、その際、チビチリガマという鍾乳洞で村民八四人が自決した地区である。

わたしという、せかせかと絶えず速足で歩く生活に慣れた「ヤマトンチュ」にとっての最初の驚きは、時間が悠々と、のどかによどみなく流れていることだった。

沖縄での調査に入るまえ、沖縄のそばの徳之島出身の先輩から忠告を受けていた。「君、ウチナンチュー（沖縄人）は親切で、あたたかく、いい人たちだけど時間の感覚は東京人とはまったくちがうから注意したほうがいいよ。調査報告の締め切りが三月なら、正月が期限だといわなければ間に合わない」。

時間感覚の違いはすぐにわかった。

たとえば、読谷村の保健婦が結婚することになり披露宴に招かれた。午後六時開宴というから、七時半に会場に行ったら実際には九時に始まった。その間、百人ちかくもいる来会者はそれぞれに出された一合瓶の泡盛と質素な弁当とを飲み食いし、なごやかに談笑していて、いらつく気配はまったくない。

そのかわり宴が始まるやいなや、挨拶めいたものはほとんどなく、歌や、踊りや、コメディーの寸劇など楽しい出し物がつぎつぎに出て楽しい雰囲気が盛りあがる。さいごは「カチヤシー」という誰でも自由に参加して勝手な身振りの踊りで幕が閉じる。南国の結婚披露は、北国の東京などでは想像もつかない愉しいものだった。

真喜屋のいう敬老思想は、言語文化において顕著だった。王族貴族はもとより、田舎の農村の言葉でさえも敬語の体系が整っているのであった。

たとえばそこにある物をとってくれと頼むとき、目下の者にはただ「とれ」という。同年配か少し年上なら、「とみそーれ」。ずっと年上なら「とてくみそーれ」という。まさに年齢に基づいた

「守礼」の文化である。

わたしはウチナーグチ（沖縄弁）を学び、お年寄りの診察もウチナーグチで行なうように努力した。たとえば、「ワッサル・トゥクルー・ネービランガヤ」は「どこか具合の悪いところはございませんか」である。「ユールシーバイ・ナンカイグライ・ウキミセーガヤ」は「夜何回ぐらいお小水に起きられますか」という具合。

ある高齢者健診のときだった。長谷川式認知能力測定スケールなどはウチナンチューの琉球大生がおこない、わたしは健康状態を尋ねて検診する。

身長百五〇センチにも達しない、小太りの老人が若い女性に伴われてやって来た。長谷川テストのスコアは零点にちかい。ところが、彼は、その小さな体にもかかわらず堂々としているのである。連れの女性に何か命令するような口ぶりで、彼女はハイハイとそれに従うのだった。

彼の認知能力の低下はつぎのようなエピソードからも窺われた。

自宅の玄関を改造したところ、彼は、ここは自分の家ではないと言って玄関から入らなくなった。以後、台所口から入るようになった。

失認あるいは空間の見当識がこれほど落ちるならば、検診会場までひとりでは来られない。だれかに連れてきてもらうのは当然だ。しかし驚いたことには、彼にも周辺症状はなかったのである。

わたしたちは、周辺症状の発現について、真喜屋説に同意せざるをえなかった。

つまり、生まれ育ち、景色も人も慣れ親しんできた土地に住み、ゆったりとした時間に身を委ね、年長になればなるほど尊敬される。自分の誇りが傷つけられることがない。そこには、認知能力の低下がもたらす「実存的不安」が生じない。つぎに何が起こるのかわからないときに生ずる、不安がないのであった。

この気づきから、わたしは認知症高齢者を診るときには、かならず敬語を使うようになった。自分より年下であっても、そうするのである。

耄碌し、体力を失い、生きる力が衰えても、周囲の生かしてくれる条件がよければ、力の続くかぎり、不安なく生きることは可能に見えた。

2

都立松沢病院の認知症病棟で患者を診るようになって不思議に思ったことのひとつは、がんを患うのに、病気についての不安や苦痛を訴える人がいないことだった。

まず認知症が進むにつれて、自我意識がほどけていくのが見られる。青年期や壮年期のがん患者が感じる実存的恐怖がなくなるのは自然だろう。「わたしは死んだらどうなるのだろう?」という不安はない。

がん疼痛を訴えないのはもっと印象的だった。

あるとき、直腸がんをもつ八〇代の認知症女性がいた。がんが大きくなると便の通りがわるくなり、腸閉そくと呼ばれる状態になることがある。

お腹が張り、激しい苦痛を訴えるのが普通だが、彼女は平気だった。肛門から直腸に指を入れると茸のような腫瘍が触れる。そうすると「痔がいたい」というのだった。

高齢者と疼痛の関係は不思議である。文献を調べると、高齢者では、当然あると思われる痛みがしばしばないという報告がたくさんあった。腸に穴が開いて腹膜炎を起こしているのに、痛みを訴えなかったりする。乳がんがザクロのようにはじけているのに平気な顔をしている老女がいる。

とすれば、認知症高齢者はがんのような疼痛を伴う病気になっても、痛みを訴える割合が低いのではないか。

わたしたちは、松沢病院の外科病棟のがん患者の病歴を一九九三年から二〇〇四年にわたりすべて調べ、認知症患者ががんに罹患したとき、非認知症がん患者とどのように違った経過をたどるのかを調べた。

がん患者の総数は一三四人であったが、もちろん認知症以外の「精神疾患」はすべて除外した。

まず、がんが発見されるきっかけが違うはずである。

もし、痛みや不快を感じないなら、がんが見つかるのは検診などでたまたま見つかるとか、吐血や下血などで周囲もただちに気がつくような出来事が現れてはじめて医療機関を訪れるだろう。

わたしたちの予想は的中した。

非認知症の人は六割以上が自分で医療機関を訪れるのに対し、認知症の人では一割にも達しない。彼らの半数は、老人健診の際、ひどい貧血が見つかるなどしてがんが発見されている。また便に血が混じったり吐血するなどで発見される場合が四割以上いた。

第二に、入院後がん疼痛を訴える割合も、すべてのステージを通じて非認知症では約八割であるのに認知症の人では二割にすぎない。

第三に、非麻薬性の鎮痛剤が要る割合は、全ステージで見ると、非認知症患者では約八割であるのに対し認知症患者では約一割にとどまった。これが麻薬性鎮痛剤になると、非認知症患者の四割が必要としたのに、認知症患者ではわずか一例にすぎない[1]。

がんで死ぬ過程は苦痛が激しいため悲劇と見なされることが多い。しかし癌研究会病院病理部の北川知行部長は、超高齢者では苦痛のない穏やかな死をもたらす「天寿がん」がふつうに見られると報告していた。彼の言う超高齢者とは男八五歳以上、女九〇歳以上だ。

日本の高齢者が認知症である割合は、八五～八九歳で四割強、九〇～九四歳では六割と過半数を超える。

日本では三人に一人はがんで死ぬ。そしてがんは基本的には成年から高齢にかけての病気だ。北川が病理医として診てきた患者の多くは認知能力が衰えていたはずである。

とすれば、高齢まで生き、老耄し、そしてがんで死ぬことは、苦痛のない大往生を遂げる恵まれた道だと考えられよう。それはまさに自然の恵みではないのか。

3

老耄については、すでに「老耄ということ」において多少の考察をしたが、もう一度簡単にふれよう。

まず松下正明東大名誉教授が、高齢者のアルツハイマー型認知症は病気ではなく「老耄」の現れだと数年前の日本老年精神医学会で述べ、看取り医としてのわたしはそれに賛成した。

その理由は、まず、アルツハイマー病の脳病理変化がいちばん重度の人でも三分の一には症状が出ていない。また軽度の人にも症状が出ていることがある。しかも正常の高齢者でも同じ病理変化があり、正常と異常（病気）とは連続している。

また、アメリカでは八五歳以上の三分の一が認知症だとされ、九五歳以上では過半数が認知症であり、アルツハイマー型がその大部分である。

つまり九五歳以上では認知症の人が社会の過半数を占め、非認知症よりも多くなる。もし、認知症が病気という異常だとすれば、正常・異常の定義自体を変える必要が生じる。異常はつねに社会の少数派であり、正常は多数派でなければならない。

老耄の意味をもう一度考えてみよう。

まず背景として、人類史上初めて、超高齢社会が突然といってもよいほど短期間に現れた。かつては人生五〇年といわれたように、寿命は短いものだった。古代から近代にかけて日本人の平均寿命は三〇歳代から四〇歳代だった。戦争による人間の消耗が止んだ一九四七年になり、ようやく五二歳である。高齢者は少なく、ましてや超高齢者集団を、現在のように人口学的かつ医学的に観察する機会はなかった。

しかし平均寿命が八〇歳を超えた今や、ホモ・サピエンスという動物種の寿命の限界にちかいありさまを見ることが可能になった。

たとえば、運動機能については、星野雄一自治医科大学整形外科教授が「ロコモティブシンドロームの概念と意義」と題して以下のように述べている。

基本的に、運動器は一〇〇年もつようには設計されておらず、腰椎や関節の変形性変化は五〇〜六〇歳以降の世代のX線像では半数以上にみられる。[2] このように、関節症や脊椎症などは高齢者によくみられるコモンディジーズであるが、なかには寝たきりとなることもある重大疾患なのである。（中略）骨折・転倒、関節症、脊髄損傷を運動器障害として合計すると第一になる。[3]

運動器と同様に、自分の置かれた状況を認知し、生存に適する意識と行動を選択する意味での感覚器つまり中枢末梢神経系にも耐用年数がある。一〇〇年もつようには、自然は作ってはいない。その耐用年数に至った事実を示唆する機能的表現は、認知能力の低下である。

松下の指摘したように、九〇歳代のほとんどを占めるアルツハイマー型認知症は、加齢に伴う正常機能の表現型（phenotype）つまり「老耄」であって、「認知症」という異常ではない。

それを示す証拠は、認知症が加齢とともに雪だるま式に増えていく事実にうかがえる。年齢階層別に認知症のある割合（有病率）を見ると、六五～六九歳で約三％、七〇～七四歳で約四％だが、七五～七九歳になると一割を超える。

さらに八〇～八四歳で二割強、八五～八九歳では四割を超え、倍々ゲームの様相を示す。そして九〇～九四歳では六割と過半数を超え、九五歳以上ではなんと八割に達する。

つまり加齢こそが、認知能力の低下をもたらす、決定的な要因であるのが明白だろう。

ある生物集団のあらわす生理的現象は、一生のある段階で、その集団の大多数が示すものが正常と考えられる。

たとえばヒトの女性は思春期に達すると月経（メンストレーション）を経験する。それはかならずしも本人にとり快適な経験ではないが、生殖、出産のためには必要な生理的現象である。それは繁殖のためである。

月経は、出生、成長、成熟、生殖、老化、死、つまり生老病死のひとつの段階において必要な生理現象である。

では老耄は何のためにあるのか。死ぬためである。それは、恐怖という情動的苦痛も身体的苦痛もなく逝くために整えられた生理現象としか思えない。自然の用意してくれた恵みといえよう。

動物界を見ると、食物連鎖の頂点にある肉食動物でも、いったん自立できなくなるならば、すみやかに死ぬのがふつうである。

社会的動物ホモ・サピエンスでは相互扶助の習いがあり、さらに種々の社会・技術的進歩により人類史上類を見ない超高齢社会が出現した。しかしこれは、三八億年の生物進化の歴史から見ると、「一瞬」にも達しないほど短い最近の現象だ。

それでも自然は、死の恐怖とがん疼痛という二つの苦しみから解放される道筋を用意してくれていた。それが老耄という現象なのである。

百寿者においては、身体機能と認知機能がともに健全であるのはわずか二%である。(4) にもかかわらず百寿者は主観的幸福感を維持している。(5)

社会的動物において老耄が真の意味の「恵み」であるためには、沖縄県佐敷村で見られたように、敬意のこもったケアが必要なのであろう。

前号で親不孝息子のわたしが例に挙げた父は、九〇歳で亡くなる二年前、重いものを持ち上げようとして脊柱の圧迫骨折を起こし、結果として寝たきりになった。便も失禁するようになり認知能力も急速に落ちて呆けてしまった。

長女が献身的に世話をみたが、彼の反応は確実に鈍くなっていった。

あるとき、姉は「お父さま、一生で何時がいちばん幸せでした？」と訊いた。父は黙ったままである。彼女は父が聴こえなかったのか、答えるのを忘れたのかと思ったとき、彼ははっきり言った、「今」。

認知能力は衰え、健康は失われた。しかし老耄は、幸せと感じることを妨げない。

（1）Iritani, S. et al., Impact of dementia on cancer discovery and pain, *Psychogeriatrics*, 11: 6-13, 2011.

（2）吉村典子「ロコモティブシンドロームの疫学」、『ロコモティブシンドローム診療ガイド 2010』三九頁、文光堂。

（3）星野雄一「ロコモティブシンドロームの概念と意義」、*Geriat. Med.*, 50: 1017-1021, 2012.

（4）Gondo, Y. et al., Functional status of centenarians in Tokyo, Japan: developing better phenotypes of exceptional longevity, *The Journals of Gerontology Series A: Biological Sciences and Medical Sciences*, 61: 305-310, 2006.

（5）蔡羽淳「百寿者の主観的幸福感――一〇〇歳以上の高齢者はなぜ幸せか」、『生老病死の行動科学 2017』21: 45-52.

あとがき

生きるために体力、知力がまだ切実に必要だったとき、そういう力が衰えていく老年期の心象風景はどのようなものかと訝ったことがあった。

わたしは幸運にも、ホモ・サピエンスの歴史で、突然、はじめて生じた「人生五〇年」から「人生百年」に変わる現象「超高齢社会」をも観察することができた。

直接間接、人間を観察する仕事に携わったおかげで、青年から中年、中年から老年を歩む人たちの健康について感慨を聞く機会にも恵まれた。

そこで知ったのは、おおくの人々が病気や能力の衰えに対しびっくりするほどの適応力を示していることだった。

地域医療検診の際、高血圧などいくつか慢性疾患を抱える人の多くは、主観的には「健康」であった。

文献の多くは、生活についての「主観的満足度」は青年より壮年、壮年より老年において高くなるのを報告している。

競争社会で怖れられる認知能力の低下は、「認知症」として病気であり異常であると受け止められてきたが、超高齢社会においてはじめて生物学・社会学的吟味に耐える数量の現象となった。それは、認知症がある年齢層において存在する率（有病率）に、もっとも直接に影響するのは「加齢」だ、ということである。

ホモ・サピエンスの寿命は、「人生五〇年」時代には三〇代から四〇代であった。当然、認知症は少数で、異常で、不気味な病気であった。

認知能力とは、自分が置かれた状況を理解し、そこで生存にもっとも適切な行動をとる能力と解することができる。それには、感覚、記憶、判断、行為などのはたらきがすべて含まれる。認知能力の衰えた動物、とくに食物連鎖の頂点に立つ動物は、ライオンでも虎でも独立できなくなった時点ですみやかに死に至るのが常である。

しかし社会的動物ホモ・サピエンスは、助け合いの習慣があるため、戦争や飢餓や、結核などの感染症がコントロールされると、生物としての寿命の限界まで生きることが可能になった。それが「人生百年」である。

認知症の有病率は、六〇代後半で百人中三人ぐらいなのに七〇代後半で一〇人、八〇代後半で四〇人、九〇代後半で八〇人に達する。つまり認知症は、超高齢社会人生の最後期においては、加齢に伴う正常な認知能力の表現であり、異常な病気ではない。むしろ老耄といえよう。

老耄には、どのような意義があるのか。

それは、自然の用意した慈悲深い仕組みとも、加齢に伴う適応ともいえる。

認知能力が衰え、連れ合いや子どもも認識できなくなり、自己という意識も失い、ひとつの「いのち」になっていくとき、死の恐怖はなくなる。またがん疼痛もなくなるのが観察できる。

ここにおいて私たちは、「私が生きている」という思い込みが間違っているのに気付こう。正しくは「いのちが私をしている」のである。

また、認知能力の衰えていく人と、地域でどのように共に生きるかも示唆されている。

二千五百年まえ、ブッダが自己観察から洞察した存在論——無常、無我、相依相関——を目の当たりにしているのである。


本書は、老耄の夕暮れを多くの方々とともに歩き、その想いを分かち合うことによって可能になりました。

みすず書房の浜田優さんにはいつもながら編集の労をとっていただきました。妻幸子が最初に校閲してくれたのは言うまでもありません。皆様にお礼を申し上げます。

二〇一八年二月二四日

大井　玄

著者略歴

（おおい・げん）

1935年生まれ．1963年，東京大学医学部卒業．1977年，ハーバード大学公衆衛生大学院修了．東京大学医学部教授などを務めたのち，1996-2004年，国立環境研究所副所長，所長を経て，参与．2001年より現在，東京都立松沢病院医師（非常勤）．東京大学名誉教授．専門は，社会医学，一般内科，在宅医療，心療内科，環境医学．著書に『終末期医療』『痴呆の哲学』（以上，弘文堂）『いのちをもてなす』『環境世界と自己の系譜』（以上，みすず書房）『「痴呆老人」は何を見ているか』『人間の往生』『呆けたカントに「理性」はあるか』（以上，新潮新書）『病から詩がうまれる』（朝日選書）『看取りとつながり』（サンガ）など．

大井 玄

老年という海をゆく

看取り医の回想とこれから

2018年 4 月10日 第 1 刷発行

発行所 株式会社 みすず書房
〒113-0033 東京都文京区本郷 2 丁目 20-7
電話 03-3814-0131(営業) 03-3815-9181(編集)
www.msz.co.jp

本文組版 キャップス
本文印刷所 精文堂印刷
扉・表紙・カバー印刷所 リヒトプランニング
製本所 松岳社

Printed in Japan
ISBN 978-4-622-08668-0
[ろうねんといううみをゆく]